后浪

图解
眠れなくなるほど面白い
内臓脂肪の話

# 半糖生活

我想和你谈谈**内脏脂肪**

[日]栗原毅 著　　肖航 译

浙江科学技术出版社·杭州

# 前 言

你是否会担心自己肥嘟嘟、突出的小肚腩？

目前，随着大众健康意识的提升，关注内脏脂肪的人逐渐增多。然而，即使我们都知道自己"吃得过多、喝得过多、运动不足"，也很难改善。

脂肪为什么会积累？它为什么如此恐怖？首先，你需要了解内脏脂肪是如何积累的，并知晓其中的风险。在此基础上，你可以学习减少内脏脂肪的方法，这不会太困难。如果能坚持下去，你就可以非常容易地摆脱内脏脂肪，享受健康的生活。

内脏脂肪的特点是"容易长、容易减"，它的积累主要是由于身体摄入了过多的糖*，比如吃了过多的米饭、面条、面包、水果等。糖在肝脏中转化为甘油三酯，成为能源物质，而那些没有因供能而消耗掉的甘油三酯，会在内脏周围蓄积起来。

内脏脂肪也可能成为代谢综合征的诱因。如果不加以控制，会导致三大生活习惯病：原发性高血压、糖尿病和高脂血症。确实，内脏脂肪可谓是引发各种可怕疾病的危险因素。

在这本书中，我将告诉你如何以可行的方式减少内脏脂肪。

让我们来了解内脏脂肪，向着不积累内脏脂肪的生活方式而努力。

东京日本桥栗原诊所院长　**栗原毅**

---

\* 本书中的"糖"泛指糖类，即淀粉、蔗糖、乳糖、葡萄糖、果糖等一大类营养物质，与日常生活中常指的"糖"概念有所不同。

# 目 录

## 第 3 章　让你惊喜的瘦腹饮食方案

## 第 4 章　科学地在外就餐、应酬酒局

## 第5章　自然且持续地减少内脏脂肪的生活习惯

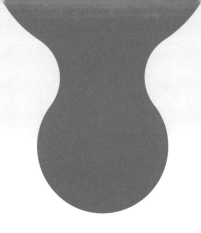

第 1 章

· · · · · · · · · · · · · · · · · · · · · · ·

# 无须运动
# 也能减掉内脏脂肪

# 小肚腩的真实身份是什么

## 内脏周围的脂肪引发生活习惯病

看着肥嘟嘟、突出的小肚腩，还有每年不断增长的腰围……应该有不少人在为腹部赘肉而发愁。

腹部肥胖的原因是内脏脂肪蓄积。顾名思义，内脏脂肪就是堆积在内脏周围，以及肠道等消化道的膜上的脂肪。这种脂肪过剩时会导致内脏脂肪型肥胖，由于这种肥胖患者的体形呈苹果状，所以也被称为"苹果型肥胖"。

人体的脂肪总共有三种，除内脏脂肪外还有皮下脂肪。皮下脂肪是直接存在于真皮层以下的脂肪，易蓄积在腰部至大腿部位。这种脂肪过剩时会导致皮下脂肪型肥胖，由于这种肥胖患者的体形呈梨状，所以也被称为"梨型肥胖"。

最后一种叫作异位脂肪。这是一些出现在不应该有脂肪的位置（比如肌肉或者脏器）上的脂肪。

日本厚生劳动省将腰围作为诊断代谢综合征（一种易引发心脏病和脑卒中的病症）的标准之一，就是因为内脏脂肪会释放损害健康的物质。也就是说，肥胖的腹部可能就是导致生活习惯病发生的危险因素。

## 人体内蓄积的主要脂肪

人体约20%由脂肪构成，这些脂肪可大致分为以下三种：内脏脂肪、皮下脂肪、异位脂肪。其中最容易减掉的就是内脏脂肪。

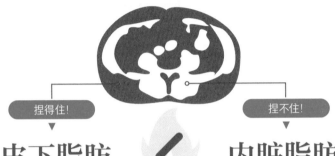

**捏得住!**

# 皮下脂肪

位于真皮层以下的脂肪，具有维持体温、储存能量，以及在受到外部压力时保护身体的作用。

**捏不住!**

# 内脏脂肪

位于皮下脂肪下方，堆积在肠道等消化道的膜上的脂肪。如果积累过多就会引起多种疾病。

**有了就麻烦了!**

# 异位脂肪

**非常危险!**

直接附着在肌肉以及内脏上的脂肪。对健康产生负面影响，即使导致肥胖也是隐性肥胖，所以从患者的外观上看起来不明显。

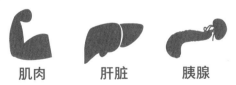

肌肉　　　　肝脏　　　　胰腺

## 容易附着在这几个部位!

# 内脏脂肪是中老年健康的危险信号

## 雌激素以及肌肉量减少

内脏脂肪的另外一个特点是，随着年龄的增加，它更容易积累。

据说，女性在45~55岁闭经后，内脏脂肪的积累速度是之前的2倍。在闭经之前，女性体内的雌激素（estrogen）会促使皮下脂肪堆积在腰部，以此来保护骨盆内与妊娠以及分娩有关的内脏。但是闭经之后，雌激素的分泌量就会减少，于是皮下脂肪不易积累，本应变成皮下脂肪的部分脂肪，更容易变成内脏脂肪。

而对于男性来说，年龄增长会导致肌肉流失与基础代谢量降低，从而使内脏脂肪更易蓄积。基础代谢量是指维持生命活动（例如驱动心脏跳动、保持呼吸以及维持体温等）所消耗的能量，这种能量主要靠肌肉燃烧脂肪和其他物质产生。但是，伴随着年龄的增长，肌肉量减少，人体无法将大量脂肪变成能量，所以脂肪更易积累起来。

有些女性以过度限制热量以及糖摄入量的方式来减肥，这种减肥方式会导致肌肉量减少，基础代谢量降低，从而造成内脏脂肪增加。

另外，在40岁以上人群中，体重正常但体脂率高的人的比例会有所增加，这是因为他们更容易由于内脏脂肪堆积而发生隐性肥胖。

## 雌激素分泌量的变化

女性从40岁开始，雌激素的分泌量急剧下降，变得更易积累内脏脂肪和异位脂肪。

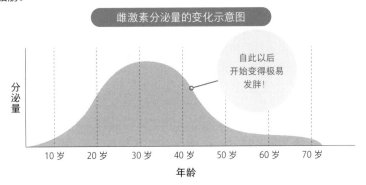

雌激素分泌量的变化示意图

## 30岁之后男性与女性的基础代谢量都会减少

随着年龄增加，身体更容易发胖，其原因之一就是基础代谢减少，脂肪不易消耗。从30岁开始就有必要重新审视自己的饮食、运动等生活习惯了。

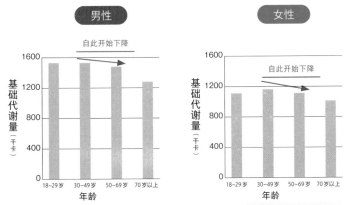

注：①以上内容参考自日本厚生劳动省《日本人膳食摄入标准》（2020年版）中的"体重基础代谢量对照表"。
　　②1千卡≈4.18千焦。

# 糖是导致内脏脂肪增加的罪魁祸首

## 糖比脂质更易转化为体脂

很多人一听到"导致身体发胖的食物"就会联想到脂质吧。毋庸置疑，摄取过多的脂质当然会导致体内脂肪蓄积，但过量摄取糖更易引发此类问题。脂肪的原料是脂质和糖，但实际上糖更容易变成体内的脂肪。

当你吃了一餐富含糖的美食，比如米饭、面包、意大利面，血液中的含糖量就会升高，也就是血糖会上升。随后，一种叫作胰岛素的激素就会从胰腺中分泌出来，将血液中的糖带入肌肉细胞，降低血糖。虽然被带入肌肉细胞的糖会被转化为糖原储存起来，以备在日后完成提供能量的工作。但是没有被消耗完的糖会被转化为甘油三酯（在体内提供能量的脂肪）。如果甘油三酯增加过多，就会被转化为内脏脂肪和皮下脂肪。

另外，被身体吸收的糖和脂质，会被运送至肝脏转化成甘油三酯。甘油三酯流经血液被送至各个器官，作为能量被消耗，但没消耗完的甘油三酯也会被储存起来。

也就是说，如果你摄入了过多的糖和脂质（尤其是糖），并且持续过着不怎么运动、不怎么消耗能量的生活，脂肪就会持续不断地蓄积起来。

## 糖比脂质更易使人发胖

食物中所含的脂质并不会直接变成脂肪。比起脂质，应该更注意避免摄取过多的糖。

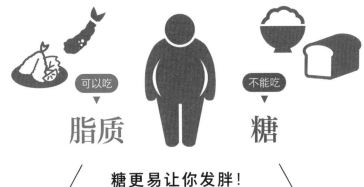

| 可以吃 | | 不能吃 |
| --- | --- | --- |
| **脂质** | | **糖** |

**糖更易让你发胖！**

## 多余的胰岛素会变成"肥胖激素"

摄取过多的糖会导致胰腺分泌多余的胰岛素，而化身"肥胖激素"的多余胰岛素会促进脂肪合成，从而促使内脏脂肪形成。

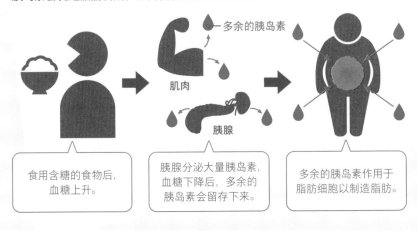

多余的胰岛素

肌肉

胰腺

| 食用含糖的食物后，血糖上升。 | 胰腺分泌大量胰岛素，血糖下降后，多余的胰岛素会留存下来。 | 多余的胰岛素作用于脂肪细胞以制造脂肪。 |

# 在意热量的人往往会
# 摄取更多的糖

全年龄段的男性及女性都摄入了过多糖

下页上图是札幌啤酒株式会社对日本1000名20～69岁男性及女性进行的饮食习惯和糖摄入量调查的结果。

栗原诊所推荐的每日糖摄入量为男性250克、女性200克。图中将该推荐值作为糖摄入量的标准值，我们可以看出，无论男女老少，其糖摄入量都超过了标准值，也就是说他们的日常饮食出现了糖摄入过多的情况。总体来看，糖摄入量超标的人数占比为73.5%。62.4%的男性糖摄入量超标，84.7%的女性糖摄入量超标。可见，女性有更明显的糖摄入过量的情况。

特别需要指出的是，在问卷调查中回答"日常饮食中会注意避免摄入过多热量[*]"的人中，糖摄入量过多的人所占的比例较高。从下页下图中可以看出，越是在意热量的人，越有可能摄入过多的糖。

出现这种现象，可能是因为很多人认为脂肪增长的原因不是糖摄入过多，而是热量摄入过多。然而事实却恰恰相反。为了避免脂肪蓄积，我们应该重点避免摄取过多的糖，而不是只看重热量。我建议大家留意日常饮食中的糖摄入量，并加以适当控制。

---

[*]　食物所含的热量来自于脂肪、糖、蛋白质等。

## 饮食习惯和糖摄入调查

札幌啤酒株式会社在日本全国范围内对1000名20～69岁男性及女性的饮食习惯和糖摄入情况进行了调查，发现无论是男性还是女性，一天当中的糖摄入量都超过了各自的标准值。而且越是注意避免摄入过多热量的人，反而越会摄入过多的糖。

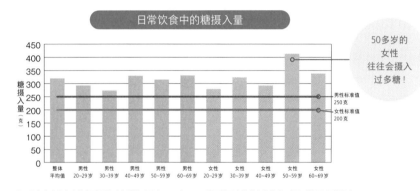

日常饮食中的糖摄入量

50多岁的女性往往会摄入过多糖！

注：以上内容参考自札幌啤酒株式会社针对日本1000名20～69岁男性及女性进行的饮食习惯和糖摄入量的调查。

上图结果显示，许多人在不知不觉中摄入了过多的糖。其中50~59岁的女性，偏爱吃碳水类零食，这也是她们糖摄入过多的原因。

所有受访者中糖摄入过多的人所占的比例，以及回答"日常饮食中会注意避免摄入过多热量"的人中糖摄入过多的人所占的比例

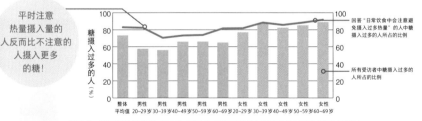

平时注意热量摄入量的人反而比不注意的人摄入更多的糖！

参考资料：札幌啤酒株式会社针对日本共1000名20～69岁的男性及女性进行的饮食习惯和糖摄入量的调查。

与整体受访者相比，那些说自己在饮食中会注意避免摄入过多热量的人更有可能摄入过量的糖，所以了解糖和热量之间的区别非常重要。

# 内脏脂肪的转变过程

## 脂肪按照皮下→内脏→异位的顺序蓄积

当你吃完饭，食物会被转化为能量源，也就是甘油三酯，并被输送至身体的各个器官。然而，如果你摄取过多糖和脂质，并且缺乏日常运动，甘油三酯没有以能量的形式被消耗完，它们就会变成脂肪储存在体内。

脂肪可以分成三种类型：内脏脂肪、皮下脂肪和异位脂肪。甘油三酯最先在皮下蓄积，变成皮下脂肪。

皮下脂肪遍布全身，但更容易堆积在女性的下半身（下腹部、大腿和臀部）。

没有变成皮下脂肪的甘油三酯会变成位于内脏周围的内脏脂肪。它的特点是让腹部变得肥胖、突出，并且无法被捏住，而皮下脂肪可以被捏住。

接下来，内脏周围储存不下的甘油三酯会变成异位脂肪。异位脂肪也被称为第三类脂肪，它堆积在不应该出现的位置，如肝脏、胰腺和肌肉等部位。即使是外表看起来很瘦的人，体内也可能会有异位脂肪。人对异位脂肪没有自觉症状，但是异位脂肪会导致体内脏器和肌肉无法发挥应有的功能。由于它具有导致2型糖尿病等疾病恶化的风险，所以需要特别注意。

## 为什么能量是以脂肪而不是糖的形式储存？

身体之所以要费尽心思将糖变成脂肪，是因为同等重量下，脂肪可以储存的能量大约为糖的2倍。另外，人体储备糖时所需水分约为储备脂肪时的3倍，这就使得储存后的糖比脂肪更重。

储备糖时所需水分约为储备脂肪时的3倍！

# 葡萄糖 1克

4千卡

<

# 脂肪 1克

9千卡

注：1千卡≈4.18千焦。

## 用脂肪储存能量更高效！

## 脂肪在体内积累的顺序

如果你摄入过多的糖，那些没有被消耗掉的糖会以甘油三酯的形式蓄积在体内。甘油三酯先变成皮下脂肪，多余的部分成为内脏脂肪，最后剩余的部分将在肌肉和脏器蓄积，形成异位脂肪。

# 皮下脂肪 ➡ 内脏脂肪 ➡ 异位脂肪

多余的部分
在内脏周围蓄积。

最后剩余的部分
会在肌肉和脏器蓄积。

# 肥胖竟是因为缺乏蛋白质

## 用白蛋白值来检测你的健康状况

肌肉是大量消耗能量的器官。据估计，肌肉通常可消耗基础代谢量（维持呼吸、心跳等生命活动所必需能量）中30%~40%的能量。肌肉也有将脂肪转化为能量的功能，所以你的肌肉量越多，就越容易减肥，也越不容易发胖。

除了通过力量训练来增加肌肉之外，摄取足够的蛋白质也很重要，因为蛋白质是生成肌肉的重要元素。衡量你是否摄入足够蛋白质的指标之一是血液中的白蛋白（albumin）值。

白蛋白存在于血液中，是一种蛋白质，它主要承担将体内的氨基酸运送到全身组织的作用。有研究表明，有足够的白蛋白就可以维持体内的肌肉量。白蛋白的理想值为50~53克/升，在44克/升以上时，肌肉量才开始增长。还有研究表明，白蛋白值越高，人就越健康，寿命也越长。据说，如果白蛋白值低于36克/升，人的身体机能就会衰退。

白蛋白值不仅能告诉你是否摄入了足够的蛋白质，也能体现你的健康状况。关心这一数值的人可以前往设有内科、消化内科或内分泌科的医疗机构、体检机构抽血化验。

## 白蛋白值和身体状况的关系

| 白蛋白值（克/升） | 身体状况 |
|---|---|
| ~36 | 身体机能衰退 |
| ~41 | 新型营养不良 |
| ~44 | 肌肉开始增加 |
| ~46 | 皮肤更有光泽 |
| ~47 | 头发变得亮泽 |
| ~48 | 指甲变得漂亮 |
| ~50 | 表情更加生动 |
| 50~53 | 理想状态 |

多吃蛋白质，
增加白蛋白，
让体内多余的
甘油三酯更快消耗！

## 白蛋白值与寿命的关系

白蛋白值越高，肌肉越容易增加，脂肪越容易燃烧。另有研究表明，白蛋白值越高，人的寿命就越长。

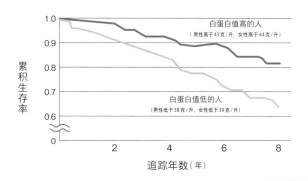

注：累积生存率是将观察对象在观察期内的分时段生存率进行相乘后得到的结果。
参考资料：HIROSHI S, HIROSHI H, MITSUO U, et al. Ongitudinal Changes of Serum Albumin in Elderly People Living in the Community [J]. Age and Aging. 1991, 20: 417–420.

# 哪一种食物更容易使你发胖

**1**

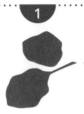

炸鸡块往往给人容易发胖的印象，但其主要成分通常是蛋白质。所以实际上含有大量糖的饭团更容易使人发胖。

VS 易发胖

炸鸡块　　　　饭团

---

**2**

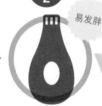

番茄酱虽然是用番茄做的，看起来有益健康，但要注意它含有糖。相反，橄榄油却有燃烧脂肪的效果。

易发胖 VS

番茄酱　　　　橄榄油

---

**3**

 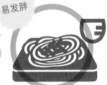

两者看起来都很健康，但荞麦面含有大量的糖。相较而言，刺身含有较少的糖。

VS 易发胖

刺身　　　　荞麦面

---

**4**

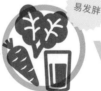 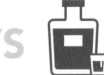

威士忌虽然属于酒类，但却是一种不含糖的蒸馏酒。相反，一些蔬菜汁中可能存在富含糖的蔬菜。

易发胖 VS

蔬菜汁　　　　威士忌

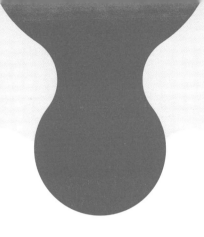

第 2 章

·················································

# 若不予理睬，内脏脂肪就来威胁你的健康

# 不治好脂肪肝就瘦不下来

## 小心脂肪满满的脂肪肝

如果我们持续摄入过多的糖，并保持缺乏运动的生活方式，附着在内脏与肌肉上的异位脂肪就会越来越多。特别是肝脏中过多的异位脂肪，它会导致脂肪肝，这也是几乎所有生活习惯病——如糖尿病、心肌梗死和脑血管疾病的先兆。

肝脏是负责人体新陈代谢功能的主要器官之一，脂肪肝的发生与新陈代谢异常密切相关。人体通过新陈代谢这个过程把摄入体内的营养物质转化至身体可以利用的形式。糖进入体内会被分解成葡萄糖，为身体提供能量。肝脏会将这些葡萄糖合成糖原并储存起来，当血液出现葡萄糖短缺时，肝脏将糖原还原成葡萄糖并释放回血液以稳定血糖。

然而，糖原在肝脏中的储存量是有限的，当超过一定量时，肝脏就会将葡萄糖转化为甘油三酯储存起来，当血糖降低时，它们又会被转化为葡萄糖释放回血液中。

但甘油三酯的储存量也有限，一旦达到储存限度，甘油三酯就会进入血液，导致血糖和血甘油三酯飙升，引发各种生活习惯病。

一旦出现脂肪肝，肝脏的代谢机能就会下降，其代谢糖和稳定血糖的功能也会变差，身体就会变得更容易积累脂肪。所以，治愈脂肪肝是高效减肥过程中非常重要的一环。

## 棘手的脂肪肝

脂肪肝是由肝脏内异位脂肪蓄积过多导致的。

肝脏能从血液中摄取葡萄糖并将其储存起来，但是如果你有脂肪肝，这种功能就会变差，让你很难瘦下去。

### 脂肪肝……

| 没有自觉症状，很难被注意到 | 让减肥变得很困难 | 引发生活习惯病 |

**生活习惯病之树**

阿尔茨海默病

糖尿病　　心律失常

肾脏疾病　　　　　心肌梗死

脑梗死　　　肥胖症

脑出血　　　　　高脂血症

高血压

牙周病

很多生活习惯病都是从脂肪肝开始的。脂肪肝不仅使减肥变得更加困难，如果任其发展，还有可能导致肝癌。此外，它也是各种疾病恶化的元凶。

## 脂肪肝

由不良生活习惯引起。

# 体形纤瘦和不喝酒的人也会有脂肪肝

## 小心异位脂肪和摄入过多的糖

一说到脂肪肝，恐怕很多人会认为那是"只有胖子才会得的病"，或者是"只有喝酒的人才会得的病"。其实不然，有些人外表苗条，但仍然有脂肪肝；有些人每天喝酒，却没有脂肪肝。

肥胖无疑是脂肪肝的一个高风险因素，但同样需要注意的是，即使是很瘦的人也会在肝脏储存脂肪。异位脂肪是一种甘油三酯，常常附着在肝脏和肌肉中，即使是平时经常锻炼、身材苗条的人也可能会有异位脂肪。

另外，脂肪肝也可分为两大类：酒精性脂肪肝和非酒精性脂肪肝。

酒精性脂肪肝是由饮酒过量引起的。如果每天大量喝酒，肝脏就要超负荷承担分解工作，最后可能精疲力竭，从而导致了脂肪肝。

相比之下，非酒精性脂肪肝是由于糖摄入过量导致甘油三酯在肝脏中堆积而引起的。所以不喝酒的人也会患脂肪肝。这种疾病常见于吃过量水果、白砂糖、米饭、面包等富含糖的食物的女性。值得注意的是，该病可能会发展为肝硬化和肝癌。

## 脂肪肝不仅仅是由酒精引起的！

让肝脏变差的最常见原因是饮酒过量。

这是因为承担分解工作的肝脏无法应对大量的酒精，饮酒过量会给肝脏带来极大的负担。然而，即使是不喝酒的人，也有可能得脂肪肝。

**酒精性脂肪肝**
=

**饮酒过量**

当你饮酒过量，肝脏会提高其合成甘油三酯的效率。

**非酒精性脂肪肝**
=

**糖摄入过量**

过量摄取的糖会以甘油三酯的形式堆积在肝脏。所以即使你滴酒不沾，如果摄入过量的糖，还是会得脂肪肝。

## 瘦子也会得脂肪肝吗？

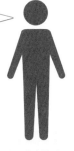

我不胖所以我没事！

也有不胖的人得脂肪肝的例子。由于没有任何自觉症状，该病可以在本人与其周围的人毫不知情的情况下发生。据估计，日本约有3000万脂肪肝患者，也就是说大约每4个日本人中就有1个脂肪肝患者。

# 谷丙转氨酶和谷草转氨酶能告诉你是否患有脂肪肝

## 无法从外表判断也没有任何自觉症状

异位脂肪的麻烦之处在于它无法像内脏脂肪和皮下脂肪一样从我们的外表来判断其是否存在。当肝脏中的脂肪含量超过30%时，就会被诊断为患有脂肪肝。但即使超过该标准，我们通常也没有什么自觉症状。

如果你想知道自己是否患有脂肪肝，可以在体检时检测谷丙转氨酶（GPT）和谷草转氨酶（GOT）。谷丙转氨酶是一种主要存在于肝脏中的酶，当肝细胞因摄入过多的糖而变得不正常时，谷丙转氨酶数值会上升。而谷草转氨酶不仅存在于肝脏当中，也存在于骨骼肌和心肌当中，当肝细胞破裂时该数值会上升。栗原诊所主张的GPT和GOT理想值为5~16单位/升，如果其中任何一个值超过16，那你就有可能患有脂肪肝。如果两者都超过16，那你大概率患有脂肪肝。

此外，我们还要注意血清 γ-谷氨酰转肽酶（γ-GTP）的值，这是一种由肝脏产生并排入胆汁的酶。当肝脏承受大负荷工作时，如患有酒精性肝病或摄入过量的糖时，肝细胞中含有的物质会向血液渗漏，从而导致该数值上升。

理想值比一般标准值（数值处于该范围内就说明未患病）更为严格。为了预防脂肪肝，以上这三项数值都应保持在理想值之内，如果高于理想值，则应重新审视自己的饮食习惯和生活方式。

## 这项数值告诉你是否患有脂肪肝！

体检报告的数值中，应注意肝功能检查的数值。

基本的肝功能检查会检测谷丙转氨酶、谷草转氨酶和血清 γ - 谷氨酰转肽酶。通过确认这三项数值，你就可以了解肝脏的健康状况。

### 谷丙转氨酶

**理想值** 5~16单位/升

（一般标准值：10~30单位 / 升）

这种酶被用于生产氨基酸，大量存在于肝脏中。当肝细胞遭受损伤时，谷丙转氨酶会被释放到血液中，因此这项数值高就表明肝细胞正遭受损伤。

### 谷草转氨酶

**理想值** 5~16单位/升

（一般标准值：10~30单位 / 升）

这种酶被用于生产氨基酸，大量存在于肝脏和肌肉中。该数值会在肝脏以及肌肉遭受损伤时上升，因此将其同谷丙转氨酶数值进行对比可以评估肝脏功能的状态。

### 血清 γ - 谷氨酰转肽酶

**理想值兼标准值** 8~61单位/升 （男性）
5~36单位/升 （女性）

这是存在于肝脏中的酶，可以用来分解蛋白质，对酒精敏感。通过参考该数值与谷丙转氨酶、谷草转氨酶数值的平衡可以诊断酒精性肝病。

## 需要注意的体检数值

你可以在体检时通过验血检测蓄积成为内脏脂肪之前的甘油三酯的量。同样需要注意胆固醇值，因为胆固醇和甘油三酯一样，也可能引起高脂血症。还需注意和生活习惯病相关的血压、血糖等数据。

**需要注意的体检数值**

| 检查项目 | | 标准值 |
| --- | --- | --- |
| 血压 | 收缩压（高压） | 90～139毫米汞柱 |
| | 舒张压（低压） | 60～89毫米汞柱 |
| 脂质代谢检查 | 低密度脂蛋白胆固醇（LDL-C） | 1.81～3.36毫摩尔/升 |
| | 高密度脂蛋白胆固醇（HDL-C） | 男性：1.04～2.07毫摩尔/升<br>女性：1.04～2.33毫摩尔/升 |
| | 甘油三酯（TG） | 0.56～1.68毫摩尔/升 |
| 糖代谢相关检查 | 血糖（FPG） | （空腹）3.89～6.01毫摩尔/升 |
| | 糖化血红蛋白（NGSP） | 小于5.9% |

**脂肪肝相关数值**

| 检查项目 | | 标准值 |
| --- | --- | --- |
| 肝脏相关检查 | 谷丙转氨酶 | 10～30单位/升 |
| | 谷草转氨酶 | 10～30单位/升 |
| | 血清 γ-谷氨酰转肽酶 | 男性：8～61单位/升<br>女性：5～36单位/升 |
| | 白蛋白 | 37～55克/升 |

## 疾病名称和诊断标准

通过了解体检报告中的各项数值，可以尽早发现生活习惯病和脂肪肝。但不能只关心甘油三酯和血糖，而是要全面审视你的生活方式，从而改善各项数值。

**主要生活习惯病的诊断标准**

| 疾病名称 | | 诊断标准 |
|---|---|---|
| 高血压 | | 收缩压（高压）大于等于140毫米汞柱，或舒张压（低压）大于等于90毫米汞柱 |
| 高脂血症 | 高 LDL 胆固醇血症 | 低密度脂蛋白胆固醇（LDL 胆固醇）大于 3.36 毫摩尔/升 |
| | 低 HDL 胆固醇血症 | 高密度脂蛋白胆固醇（HDL 胆固醇）小于 1.04 毫摩尔/升 |
| | 高甘油三酯症 | 甘油三酯值大于1.69毫摩尔/升 |
| 糖尿病 | | 空腹血糖大于7毫摩尔/升，糖化血红蛋白大于6.5% |

无论哪项不正常，都属于高脂血症。

**预防脂肪肝的理想值**

| 理想值 |
|---|
| 谷丙转氨酶<br>5~16单位/升 |
| 谷草转氨酶<br>5~16单位/升 |
| 血清 γ - 谷氨酰转肽酶<br>男性:8~61单位/升<br>女性:5~36单位/升 |
| 白蛋白<br>50~53克/升 |

# 先用一周时间治好脂肪肝

## 通过少吃约 15% 的糖来改善病情

说到脂肪肝的治疗，有些人就认为"需要到医院治疗"或者"感觉非常严重"。其实，轻度脂肪肝只需患者用一周左右的时间控制饮食，就可以得到明显改善。而且在进行饮食控制时，我们只需稍稍控制糖的摄入量即可，非常简单。

含糖量高的食物常见于主食，如米饭、面包、乌冬面和意大利面。一碗米饭约含55克糖，一片吐司面包约含27克糖，一碗乌冬汤面约含59克糖。顺便说一下，每一小块奶油蛋糕约含51克糖。还需要注意，马铃薯、红薯等薯类以及南瓜等蔬菜的含糖量相对较高。

男性每天的糖摄取量应少于250克，女性应小于200克。吃四碗米饭相当于摄入220克糖，这就已经超过了女性应摄取的标准值。另一方面，肉类、鱼类和蛋类只含有很少的糖，所以在治疗脂肪肝期间，应该尽量少吃主食，多吃副食。

具体来说，为了改善轻度脂肪肝，每顿饭可以少吃大约15%的主食，多吃肉类、鱼类和蔬菜。如果平时有喝果汁或者吃甜食的习惯，在此期间也可以减量一些。如果在主食以外可以减少糖的摄入，那么只要减少10%的主食应该就可以了。

## 一点也不痛苦！治疗脂肪肝的三大要点

每日糖摄入量的标准值是男性少于250克，女性少于200克。如果你有轻度脂肪肝，只需在一个星期内稍稍减少糖的摄入，就能够大幅度改善病情。

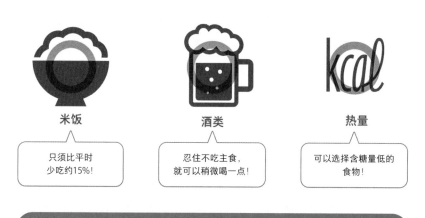

| 米饭 | 酒类 | 热量 |
|------|------|------|
| 只须比平时少吃约15%! | 忍住不吃主食，就可以稍微喝一点! | 可以选择含糖量低的食物! |

## 食物中的含糖量

### 高糖食物

| 食品名称 | 糖（克） |
|---------|---------|
| 米饭（1碗） | 55.0 |
| 吐司面包（1片） | 26.6 |
| 乌冬汤面（1碗） | 58.5 |
| 荞麦汤面（1碗） | 47.3 |
| 意大利肉酱面 | 77.7 |
| 和风沙拉汁（1汤匙） | 2.4 |

### 低糖食物

| 食品名称 | 糖（克） |
|---------|---------|
| 猪肉片（100克） | 0.1 |
| 鸡肉糜（100克） | 0 |
| 天然奶酪（20克） | 0.2 |
| 水煮鲭鱼罐头 | 0.3 |
| 鸡蛋（1个） | 0.2 |
| 橄榄油（1汤匙） | 0 |

注：以上数据来自《2015年日本食品标准成分表》(第7次修订)和《各类食品含糖量手册》(洋泉社)。

# 男性与女性
# 脂肪增长方式大有不同

## 内脏脂肪风险高，但减起来也容易

一般来说，男性更容易长内脏脂肪，女性则更容易长皮下脂肪。

内脏脂肪和皮下脂肪具有不同的特性和功能，与皮下脂肪型肥胖相比，内脏脂肪型肥胖更易诱发高血压和糖尿病等生活习惯病。与内脏脂肪相比，皮下脂肪诱发疾病的风险较低。

男性和女性在脂肪增长方面存在差异，这是因为雌激素能够促进内脏脂肪的分解，并将其转化为皮下脂肪。雌激素还有助于降低血压、预防动脉硬化。

但女性在绝经后雌激素分泌减少，容易增加内脏脂肪，且尤其容易增加在子宫和卵巢周围。然而，女性的内脏脂肪量仍然低于同年龄段的男性，而且女性患生活习惯病的比例也较低。

如果你吃得太多，并且没有充分运动，内脏脂肪就会迅速堆积。虽然它堆积得快，但是通过改善饮食结构和增加运动也可以减得很快。随着内脏脂肪的减少，你的腹部会变得逐渐平坦，腰围也会逐渐减小，这就会更加激励你控制饮食，增加运动量。然而，一旦你长了皮下脂肪，就很难再减掉了。

## 男性和女性脂肪增长的差异

一般来说，男性更容易长内脏脂肪，女性更容易长皮下脂肪。内脏脂肪和皮下脂肪有着不同的特性和功能，内脏脂肪诱发疾病的风险更高，更加危险。

| 男性脂肪的特点 | 女性脂肪的特点 |
| --- | --- |
| 容易长内脏脂肪 | 容易长皮下脂肪 |
| 长在腹部周围 | 容易长在腰部和大腿上 |
| 容易蓄积 | 不易蓄积 |
| 容易燃烧 | 难以燃烧 |
| 容易通过锻炼和改善饮食结构减少 | 难以通过锻炼和改善饮食结构减少 |
| 容易导致动脉硬化 | 不易导致动脉硬化 |
| 增加患高脂血症、心肌梗死等疾病的风险 | 增加患乳腺癌、睡眠呼吸暂停综合征等疾病的风险 |
| 有时难以从外表辨别 | 容易从外表辨别 |

## 内脏脂肪比
## 皮下脂肪更危险

# 内脏脂肪带来的最坏结果

## 阻碍"长寿激素"和"饱腹感激素"

过多的内脏脂肪不仅增加罹患生活习惯病的风险，甚至会威胁我们的生命。

内脏脂肪如此危险的原因，一是它阻碍了一种"长寿激素"——脂连蛋白（adiponectin）的正常功能。脂连蛋白是一种由脂肪细胞分泌的生物活性物质，它在维持人体健康方面发挥着重要作用。它可以促进体内糖的代谢以降低血糖，舒张血管以降低血压，修复细胞壁以防止动脉硬化。内脏脂肪过度增加会造成脂连蛋白分泌量减少，此外，还会促进对人体有害的生物活性物质的分泌，从而引发血管壁炎症，进而导致动脉硬化。

另一个原因是，内脏脂肪过度增加会阻碍脂肪细胞所分泌的瘦素（leptin）的正常功能。瘦素也被称为"饱腹感激素"，当你吃了足够的食物并获得足够的能量时，它会告诉大脑："已经吃饱了哦。"然而，如果内脏脂肪过多，你的大脑难以准确接收瘦素要传达的信息，你就会发现你很难有饱腹感。如此一来，你就容易过量饮食，而过量饮食会导致你的内脏脂肪持续增加，二者形成恶性循环。

## 内脏脂肪是万病之源

脂肪是人类生存必不可少的能量来源，但脂肪增长过多却会妨碍生命活动。虽说没有自觉症状，但如果置之不理，就会导致种种疾病，最终造成无法逆转的结果。

| 糖尿病 | 高血压 | 癌症 |
| 动脉硬化 | 脑卒中 | 心脏病 |
| 阿尔茨海默病 | 高脂血症 | 骨质疏松症 |

### 所有疾病的风险都会增加！

## 阻碍有益激素的正常功能

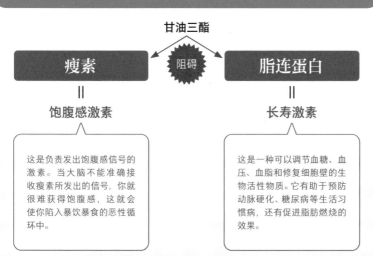

甘油三酯

| 瘦素 | 阻碍 | 脂连蛋白 |

＝　　　　　　　　　　　　＝

饱腹感激素　　　　　　　　长寿激素

这是负责发出饱腹感信号的激素。当大脑不能准确接收瘦素所发出的信号，你就很难获得饱腹感，这就会使你陷入暴饮暴食的恶性循环中。

这是一种可以调节血糖、血压、血脂和修复细胞壁的生物活性物质。它有助于预防动脉硬化、糖尿病等生活习惯病，还有促进脂肪燃烧的效果。

# 非常危险的糖尿病及其并发症

## 毫无征兆地来到你身边——失明与人工透析

糖尿病分为两类：1型糖尿病和2型糖尿病。2型糖尿病主要是由生活方式和体质因素引起的。如果在日常饮食中持续摄入过多的糖，控制血液含糖量的胰岛素会处于缺乏的状态。当这种情况发生时，血液中的含糖量就会变得很高，从而导致高血糖和糖尿病。

糖尿病没有任何自觉症状，但充斥在血液中的糖会使血液变得黏稠，从而损伤血管，进而导致动脉硬化。这可能会使毛细血管堵塞或破裂，使布满毛细血管的器官出现并发症。其中三种主要的并发症是糖尿病性视网膜病变、糖尿病肾病和糖尿病神经病变。

糖尿病性视网膜病变是一种可怕的疾病，它可以在没有任何自觉症状的情况下导致患者突然失明。随着视网膜中的毛细血管反复断裂和再生，新生血管形成，一旦新生血管破裂出血，患者就会突然失明。

肾脏中的肾小球（毛线球状的毛细血管团）停止工作时，就会发生糖尿病肾病。肾小球具有过滤血液的功能，如果它们不能正常发挥作用，那么血液中的代谢物就无法通过尿液排出体外，这种情况下患者就需要进行人工透析治疗。

糖尿病神经病变表现为神经末梢停止工作，它会引发皮肤溃疡、麻痹和坏疽。

## 发展为糖尿病的过程

糖尿病是一种表现为尿液中出现糖的疾病。当身体不能正常分泌胰岛素以减少血液中多余的糖时，人就会患上糖尿病。

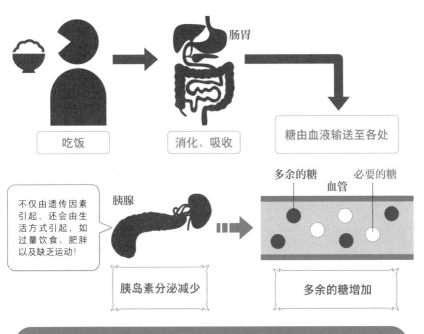

吃饭

消化、吸收

糖由血液输送至各处

肠胃

不仅由遗传因素引起，还会由生活方式引起，如过量饮食、肥胖以及缺乏运动！

胰腺

胰岛素分泌减少

多余的糖　必要的糖

血管

多余的糖增加

## 糖尿病的三大并发症

### 糖尿病性视网膜病变

如果高血糖没有得到治疗，就会引发糖尿病性视网膜病变，这种疾病在糖尿病患病5年内的发病率为10%，20年内为70%，发病率逐年上升。日本每年约有3000人因该视网膜病变而失明。

### 糖尿病肾病

它是肾脏内由毛细血管组成的肾小球受损时出现的糖尿病并发症。随着肾病发展以及肾小球的受损，肾脏无法再过滤血液中的代谢物，此时患者就只能通过人工透析来维持生命。

### 糖尿病神经病变

据估计，大约30%的病例在糖尿病发病后的5~10年患病。患者会出现手脚麻木、疼痛，以及感觉迟钝等感觉神经障碍，也会出现由自主神经损伤导致的异常出汗和异常排便现象。

# 甘油三酯过多 = 血液黏稠

## 甘油三酯过多导致动脉硬化

甘油三酯可通过食物摄入，也可由糖转化而来，为驱动身体、维持体温等过程提供能量。它对我们的生存来说必不可少，但是如果过度增加也会引起诸多问题。

当血液中的甘油三酯含量过高时，血液会变得黏稠且流动变缓。这会逐渐损伤血管，使脂质和坏胆固醇进入血管壁上的伤口，从而在动脉上形成斑块（plaque），引发动脉硬化。动脉硬化与许多重症相关。斑块是胆固醇与其他物质结块而形成的，它会造成血管的狭窄和坚硬，血液因此难以流动，从而导致血压升高。此外，如果斑块破裂，身体为了修复血管，还会在血管中产生血栓（血液小块）。一旦形成血栓，最坏的情况可能是血管被血栓堵塞，从而破裂。

我们最不愿看到大脑发生动脉硬化，因为这会引发脑梗死（血栓堵塞脑部血管）和脑出血（脑部血管破裂导致出血），两者都是可能致死的严重疾病。动脉硬化也会给心脏带来沉重负担，引发心力衰竭（心脏功能减弱）、心绞痛（心脏暂时供血不足）和心肌梗死（心脏血管中出现血栓）等疾病。

## 没有及时治疗动脉硬化而可能引发的疾病

### 大脑

【脑梗死】

大脑中的血管被堵塞，脑细胞受到损伤。

【脑出血】

大脑中的血管破裂，脑细胞受到损伤。

### 眼

【眼底出血】

视网膜上的动脉出血，造成视觉障碍。

### 主动脉

【主动脉瘤】

动脉硬化使血管变弱，导致主动脉上出现凸起。

### 心脏

【心绞痛】

冠状动脉※变得狭窄，血流暂时中断。

【心肌梗死】

冠状动脉中的血栓堵塞血管，血流中断。

【心脏肥大】

心脏持续以高压泵出血流，从而导致心脏肥大。

【心力衰竭】

随着心脏肥大的不断恶化，心脏功能在减弱。

### 肾脏

【肾硬化症】

动脉硬化会损害肾脏的功能。

【肾功能衰竭】

随着肾硬化症的恶化，肾功能在减弱。

### 终末动脉

【动脉硬化闭塞症】

终末动脉硬化恶化，血液循环恶化。

注：冠状动脉指将血液输送到心肌的血管。

# 戒糖还有助于预防阿尔茨海默病

阿尔茨海默病通常被认为是一种与遗传或年龄相关的疾病，但其实很大一部分影响因素在于生活方式。其发病机制是一种叫作"β-淀粉样蛋白"的蛋白质积累在大脑的神经细胞中，导致了大脑萎缩。所以，我们可以通过控制糖的摄入量、增加运动量等方式改善身体状况，从而预防阿尔茨海默病。

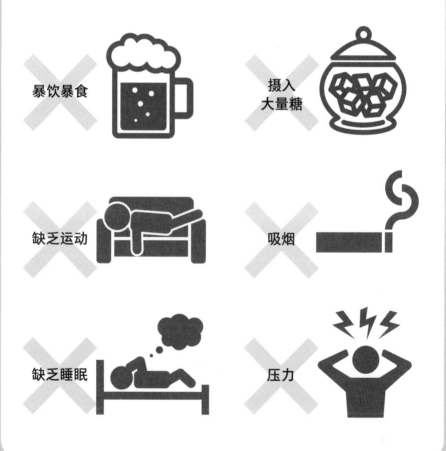

暴饮暴食

摄入大量糖

缺乏运动

吸烟

缺乏睡眠

压力

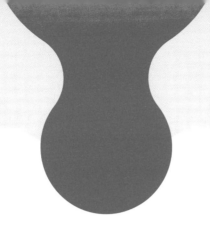

第 3 章

让你惊喜的
瘦腹饮食方案

# 《均衡膳食指南》一点也不均衡

## 理想的膳食结构是 5 : 3 : 2

在本章的开头，我还要再重复一遍之前所说的：如果你想有效地减掉内脏脂肪，从根本上来看，还是要控制糖的摄入量。

人体所需的三大营养物质是碳水化合物、蛋白质和脂肪。其中，碳水化合物由糖和膳食纤维组成。

绝大部分日本人摄入营养物质的比例是"碳水化合物6：蛋白质2：脂肪2"。碳水化合物约占人们摄入营养物质的六成。如果你想减少内脏脂肪，就需要减少碳水化合物的摄入量。

理想的膳食结构是"碳水化合物5：蛋白质3：脂肪2"。只要将碳水化合物减少到日常饮食总量的五成左右，你就可以避免多余糖的摄入，从而改善膳食结构。

更具体地说，你需要比现在少吃大约15%的主食，如米饭、面包和面条等；多吃约15%的蛋白质，例如肉类和鱼类等，以替代少吃的碳水化合物。如果你经常喝果汁或吃甜食，由此摄入了很多糖的话，只要戒掉这些食物就可以了。

顺便说一下，糖也是一种重要的营养物质，所以不应该把碳水化合物减少到日常饮食总量的五成以下。男性每日糖摄入量的标准是250克，女性的是200克。只要控制在这个限度以内，吃什么含糖的食物都可以。

## "均衡膳食" 的碳水化合物比例过高？

2005 年，日本厚生劳动省（MHLW）和日本农林水产省（MAFF）联合制定了《均衡膳食指南》，但该指南是基于日本人的饮食习惯制定的，实际并没有科学依据。人体能从储存的脂肪中获取能量，所以即使控制糖的摄入也不会有健康问题。

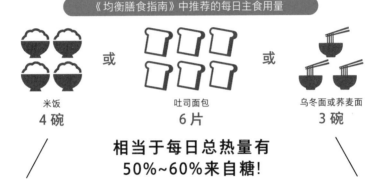

《均衡膳食指南》中推荐的每日主食用量

| 米饭 | 吐司面包 | 乌冬面或荞麦面 |
| 4 碗 | 6 片 | 3 碗 |

**相当于每日总热量有
50%~60%来自糖！**

## 少吃些碳水化合物（糖），多吃些蛋白质

日本人的一日三餐中，碳水化合物约占总量的六成。建议少吃大约15%的主食，将这部分营养物质用蛋白质代替。

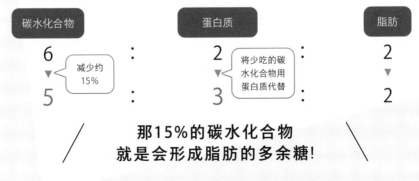

| 碳水化合物 | 蛋白质 | 脂肪 |
| 6 | 2 | 2 |
| 减少约15% | 将少吃的碳水化合物用蛋白质代替 | |
| 5 | 3 | 2 |

**那15%的碳水化合物
就是会形成脂肪的多余糖！**

# 控糖减肥的原理

## 胰岛素将糖转化为脂肪并蓄积起来

糖大量存在于米饭、面包、乌冬面和荞麦面等主食，马铃薯和红薯等各种薯类，使用白砂糖制作的甜品和很甜的水果中。

当你吃了这些食物，便摄入了糖，糖会在小肠内被分解为葡萄糖后并被吸收。血液中的含糖量（血糖）因此而上升，然后胰腺会分泌一种叫作胰岛素的激素来降低血糖。胰岛素将血液中的葡萄糖转化为脂肪并储存在体内，这也就是身上会长脂肪的原因。

葡萄糖会被运送到需要能量的身体器官中用以消耗，但是如果你不运动，消耗的能量很少，剩余的葡萄糖就会留在血液中。这意味着，糖摄入过量或者运动缺乏会导致血液中的葡萄糖过剩，而由于胰岛素的作用，身体会储存越来越多的脂肪。相反，如果你没有摄入过量的糖，脂肪就不会在体内蓄积。

但是，大幅度减少糖的摄入也是不可取的。当你大幅度减少糖的摄入时，虽然脂肪会减少，但是由于减肥的过程进行得太快，你的身体会产生危机感，反而会开始囤积脂肪，这可能导致高脂血症以及其他疾病。因此我建议你每天只需少吃一点糖——减少约15%的糖摄入量就可以了。

## 比起热量应更注意糖的摄入

脂肪增加的原因是胰岛素分泌过剩。血糖上升引起胰岛素分泌，但是引起血糖上升的不是热量而是糖的摄入量。换句话说，如果你想减少内脏脂肪，减少糖摄入量比控制热量更有效。

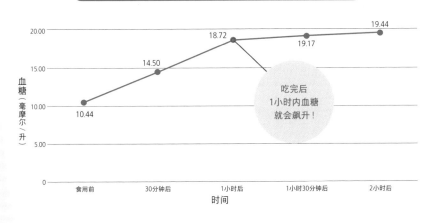

食用3个饭团和1罐咖啡后的血糖变化

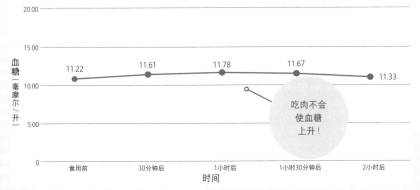

食用160克西冷牛排后的血糖变化

注：以上资料来自东京日本桥地区栗原诊所的调查。

# 少吃一点糖，
# 内脏脂肪就能减不停

## 少吃一口米饭就能减脂

如果你想减少内脏脂肪，请一定试试"少吃一点糖"。

如果只是"少吃一点糖"，你就不需要以坚忍的意志完全戒掉米饭和面包。你只需从日常饮食中少摄入15%的糖。这个办法也不同于限制热量进行减肥的方法，用这个办法，你还是可以吃高热量的肉类、鸡蛋、黄油和其他乳制品的。男性的每日糖摄入量标准是250克，女性的是200克。

所以只要少吃一口米饭，你就能减少约15%的糖摄入量。在家吃饭时，你只要用小一号的碗就会很有效。如果你在外面吃饭，可以让店员少盛一些米饭。

还有，应尽量选择"深色食物"作为主食，比如选择糙米饭或者杂粮米饭，而不是白米饭；选择黑麦面包或者全麦面包，而不是白面包。这是因为深色食物通常含有丰富的膳食纤维，吃完还有饱腹感。

此外，还应该多吃富含蛋白质和脂质的肉类和鱼类。特别推荐鸡蛋，因为它富含优质蛋白和脂质。平时也应该多吃富含钙质的乳制品，以及富含维生素和矿物质的蔬菜和海藻。

## "少吃一点糖"的五大注意事项

1. **少吃一口米饭**
2. **选择高蛋白食物**
3. **饮料选择水或茶**
4. **避免吃便利店卖的饭团、甜面包和面条类食物**
5. **避免在深夜进食**

## 合理选择食物种类、不节食

### 可以吃的食物

肉类

鱼类

鸡蛋

乳制品

蔬菜

海藻

### 应该少吃的食物

薯类

米饭

点心

面包

软饮料

面条

# 过分控糖会引起
# 营养不良性脂肪肝

## 当身体有危机感，就会在肝脏中囤积脂肪

有的人想要尽快减掉内脏脂肪，马上瘦下来，所以会非常极端地控制糖的摄入。但是从身体健康方面来考虑，这样是绝对不可行的。过分减少糖的摄入看起来能够改善脂肪肝，但在某些情况下，反而会导致营养不良性脂肪肝（通常也被称为快速减肥性脂肪肝）。

糖对身体来说必不可少。如果一点儿糖都不摄入，那么你的肝脏中储存的甘油三酯就会变得匮乏。甘油三酯有为身体储存能量的重要作用，所以即使你没有吃饭，也可以正常活动，不会出现能量不足的情况。这就是为什么当体内缺乏甘油三酯时，身体就会有危机感，从而努力地将体内的甘油三酯送往肝脏。这样有可能导致甘油三酯全部集中在肝脏，进而形成脂肪肝。

有些人通过完全限制糖的摄入迅速地瘦了下来，但是只有肚子瘦不下来，这类人的肝脏中可能就积累了不少甘油三酯，从而患上了快速减肥性脂肪肝。男性每日糖摄入量的标准应该是250克，女性的是200克。如果你在减肥，每个月减重500克左右是健康、合理的。

## 急速减肥反而让你的身体囤积脂肪

如果为了减少内脏脂肪而过度限制糖的摄入量，导致每月体重下降超过3千克，储存在肝脏中的脂肪量就会大大减少。这种情况会迫使身体从各个部位收集甘油三酯并将它们送往肝脏。

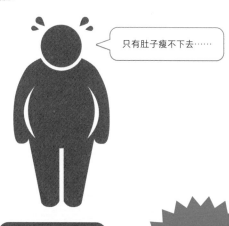

只有肚子瘦不下去……

短时间内急剧限制糖的摄入量 ▶ 你的身体认为它正在挨饿 ▶ 身体会将甘油三酯从各个部位运送到肝脏！

如何避免营养不良性脂肪肝

- 减肥人士每月只减重500克
- 男性应每天摄入约250克糖，女性则应摄入约200克糖

# 为什么要细嚼慢咽

## 吃得太快会使人发胖

除了控制糖的摄入，细嚼慢咽也是让你拥有不易发胖体质的秘诀之一。所以，除了"吃什么"之外，你还应该注意"怎么吃"。

需要细嚼慢咽的第一个理由是，充分咀嚼食物有助于减缓糖的吸收。如果不充分咀嚼食物，你自然就会吃得很快。这样食物中的糖会迅速被小肠吸收，从而导致血糖激增。你的身体会释放大量胰岛素，容易导致脂肪积累。

另一个理由是，细嚼慢咽能让你更容易有饱腹感。人类的大脑在开始吃饭的20分钟后，才会逐渐感受到饱。如果你吃得太快，往往在感受到饱之前就已经吃得太多了。

最近的研究还表明，充分咀嚼食物可以增加餐后的能量消耗，使身体更容易瘦下来。它还能促进唾液分泌，帮助肠胃更加顺利地消化和吸收食物，对身体非常有益。

具体来说，你应该有意识地将每一口食物咀嚼30次。另外，养成在充足时间内进食的习惯也很重要。一般来说，早餐20分钟，午餐25分钟，晚餐30分钟。如果你吃饭的时间一直很紧张，始终狼吞虎咽，那么即使你吃得很少，也很可能会发胖。

## 细嚼慢咽的好处

### 3个小窍门

- 每吃完一口就把筷子放下
- 比平时多嚼 10 次
- 吃饭时间不要过短，吃得不要过快

### 好处

- 让糖的吸收更加缓慢，防止血糖迅速上升
- 增加饭后的能量消耗，拥有不易发胖的体质
- 让你更容易感到饱，防止饮食过量
- 产生更多唾液，减轻肠胃的负担

**如果你吃得太快，不仅需要更长的时间才能感觉到饱，而且会在短时间内吸收大量的糖！**

## 慢慢吃饭可以使消化酶更有效地发挥作用

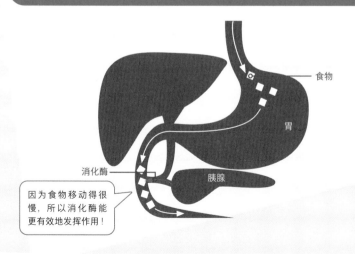

食物

胃

消化酶

胰腺

因为食物移动得很慢，所以消化酶能更有效地发挥作用！

# 正确的食用顺序是：
## 膳食纤维 ➡ 蛋白质 ➡ 水 ➡ 糖

### "最后吃米饭、面包和面条"的铁则

为了有效地减肥，你也应该注意各种食物的食用顺序。

最重要的一点是，一定要最后再吃含糖量高的碳水化合物类食物。如果你在饥饿状态下就吃米饭、面包或面条，糖分就会被立刻吸收，血糖随之飙升。这将导致身体产生大量的胰岛素，进而多余的糖就会以脂肪的形式储存起来。我建议按照膳食纤维 ➡ 蛋白质 ➡ 水 ➡ 糖的顺序食用。

蔬菜、海藻和蘑菇中富含的膳食纤维可以让其后进入肠道的糖的吸收速度变缓，从而使血糖上升得更慢。

接下来可以吃蛋白质类食物，如肉、鱼、蛋和豆制品，然后喝点味噌汤或者其他汤，用水分填饱肚子，最后再吃米饭或者面包等含糖量高的食物。在你感觉半饱之后再吃富含糖的食物，也能在一定程度上避免吃得过多。

比如你点了生姜烧肉套餐，就可以先吃套餐里的沙拉、小碗的蔬菜和海带。接下来可以把肉吃掉，然后喝掉味噌汤或者其他汤，最后再吃米饭。

如果觉得吃饱了，就不要再勉强自己吃完米饭，可以把吃不完的剩下来。当然，如果可能的话，最好在吃之前就让店员少盛一些。

## 通过调整食用顺序来减少内脏脂肪

只需在食用顺序上下一点功夫，就能减少内脏脂肪。首先应该吃膳食纤维来让你的肠胃达到最佳状态，这样蛋白质进入做好消化准备的肠胃后，就会被全部吸收。中间喝点汤水，最后再吃糖，可以避免血糖的快速上升。

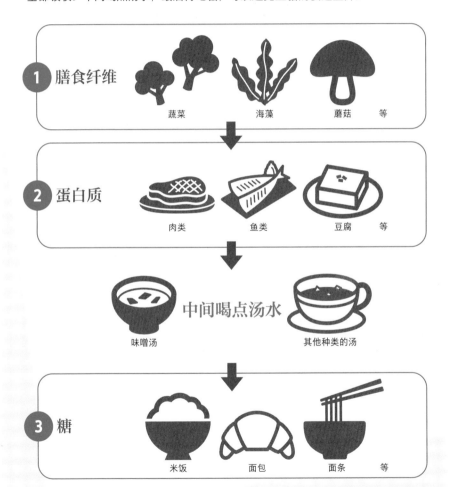

1 膳食纤维　　蔬菜　　海藻　　蘑菇　等

2 蛋白质　　肉类　　鱼类　　豆腐　等

中间喝点汤水　　味噌汤　　其他种类的汤

3 糖　　米饭　　面包　　面条　等

# 理想的用餐时间是
# 上午 10 点至晚上 7 点

## 消化要在晚上 10 点前完成

在合适的时间内吃饭，也可以帮助你的身体减少对内脏脂肪的积累。

前提条件是你要好好地吃一日三餐。如果跳过其中一餐，导致两餐间隔的时间太长，你的身体就会处于饥饿状态，从而在下一餐快速吸收进入体内的糖，进而将其合成脂肪并储存起来。你的血糖也会迅速上升，你就容易长胖。

关于用餐的时间，首先要注意，**晚餐不应该吃得太晚**。研究发现，在晚上 10 点到凌晨 2 点之间，身体会大量释放刺激新陈代谢和燃烧脂肪的生长激素。如果你的胃在这段时间消化食物，生长激素的分泌量就会减少，体内的脂肪也难以得到燃烧。

另外，在晚上 10 点到凌晨 2 点之间，BMAL1 蛋白也会增加，这是一种促进脂肪合成和产生脂肪细胞的蛋白质。如果你在 BMAL1 蛋白含量高的时段吃得多，你就更容易储存脂肪。顺便说一下，BMAL1 蛋白在下午 2 点的时候减至最少。鉴于此，**在上午 10 点到晚上 7 点之间吃富含糖的食物最为理想**。

如果你不得不在晚上 7 点以后吃晚餐，要尽可能少量地吃些容易消化的食物，这样你才可以在晚上 10 点之前完成消化。

## 晚上 10 点到凌晨 2 点之间最易发胖

我们体内有一种 BMAL1 蛋白，而该蛋白对应的 *Bmal1* 基因是控制生物钟的基因之一。BMAL1 蛋白具有增加脂肪的功能，在一天中的不同时间段之间，其数量变化相差将近 20 倍。

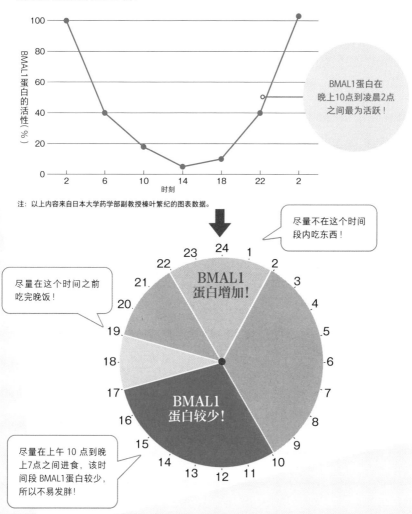

注: 以上内容来自日本大学药学部副教授榛叶繁纪的图表数据。

尽量不在这个时间段内吃东西！

尽量在这个时间之前吃完晚饭！

尽量在上午 10 点到晚上7点之间进食，该时间段 BMAL1 蛋白较少，所以不易发胖！

# 应该多吃肉类和鸡蛋

## 提高白蛋白水平，变成易瘦体质

你需要记住，为了减少体内的甘油三酯，除了要减少糖的摄入，还应该尽量多吃肉类和鸡蛋，因为它们含有丰富的动物蛋白。

有些人对肉类中所含的脂肪敬而远之，但其实脂肪也是一种重要的营养物质，它能为身体提供能量，并可用于制造细胞膜。所以，我们应该多吃一些脂肪以弥补少吃糖而缺乏的营养。

鸡蛋和肉类一样，也是一个很好的蛋白质的来源。虽然坊间流传"吃鸡蛋会提高血胆固醇水平"，但这已被证实是错误的说法。

此外，动物蛋白有助于提高体内的白蛋白水平。如第12页所说，白蛋白是一种存在于血液中的蛋白质。它负责将氨基酸运输至全身，这些氨基酸是构成肌肉、血管、头发和皮肤等的材料，体内缺乏白蛋白，氨基酸就无法到达需要它们的组织。白蛋白缺乏也会使你的肌肉量减少，从而减少脂肪的燃烧，让你更难减肥，同时还会导致其他健康问题，如骨骼变脆和免疫力下降。

蛋白质每日摄入量建议为每千克体重对应摄入1克蛋白质。如果你重60千克，那么就应该摄入60克蛋白质。每100克肉中含有约20克蛋白质，每个鸡蛋中含有约10克蛋白质，因此在决定每天吃什么时，一定要考虑搭配多种食材，尝试不同的组合。

## 吃很多肉和鸡蛋也没问题吗

很多人认为只有吃很多肉才会使人发胖，但这其实是一种误解，糖也是导致脂肪形成的一大原因。你也不用担心鸡蛋吃得过多，因为吃鸡蛋并不会提高血胆固醇水平。

即使吃肉……

**也不一定会变胖！**

即使吃鸡蛋……

**血胆固醇水平
也不会上升！**

## 一天内吃多少肉和鸡蛋比较好呢

**每千克体重对应摄入1克蛋白质**
||
60千克的人吃60克蛋白质

> 蛋白质含量估算
> · 100克肉 ≈ 20克蛋白质
> · 1个鸡蛋 ≈ 10克蛋白质

## 推荐的吃法

加入一些黄绿色蔬菜，以促进你的蛋白质代谢！

可以作为常备食物，和沙拉一起吃，或者做成关东煮！

这两样一起吃，就能摄入大量蛋白质，一举两得！

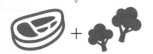

肉类 + 西蓝花

水煮蛋

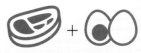

肉类 + 鸡蛋

# 鲭鱼罐头和纳豆有助于减少内脏脂肪

## 一个鲭鱼罐头就能满足你对 DHA 和 EPA 的所有需求

鲭鱼和纳豆是两种有利于减少内脏脂肪的食物。

鲭鱼中含有大量人体必需的脂肪酸——二十二碳六烯酸（DHA）和二十碳五烯酸（EPA）。事实证明，连续食用鲭鱼6周，内脏脂肪会有所减少。这两种脂肪酸都存在于鲭鱼中，而且它们无法在人体内自行合成，所以必须从食物中获得。

我们特别推荐鲭鱼罐头，因为一罐就几乎全部包含了每日建议摄入的DHA和EPA含量（两者共约2000毫克）。而且鲭鱼罐头价格便宜，购买和食用都很方便，所含DHA和EPA也没有被氧化。

纳豆则是另外一种有益身体健康的宝藏食品，它含有许多我们推荐摄取的营养物质，关注内脏脂肪的人应该多食用纳豆。纳豆所含黏性物质中的关键成分纳豆激酶有助于防止血液凝固，溶解导致血管堵塞的血栓。血栓容易在深夜和清晨生成，因此在晚上吃点纳豆会有比较好的效果。

此外，制作纳豆的原材料大豆含有丰富的膳食纤维和植物蛋白，这有助于减缓糖的分解和吸收。此外，它还含有大豆皂苷，能促进脂肪的代谢。

## 鲭鱼的优质脂肪有助于消除内脏脂肪！

### DHA
# 二十二碳六烯酸

它是人体不能合成的必需脂肪酸之一。它能促进大脑神经之间的信息传输，也会对激活大脑产生积极的影响。

### EPA
# 二十碳五烯酸

和 DHA 一样，它是人体不能合成的必需脂肪酸之一，多存在于鲭鱼等鱼类体内。它有助于保持血管和血液的健康，降低血甘油三酯水平。

**鲭鱼罐头很方便！**

- 每罐含有约 2000 毫克的 EPA 和 DHA，这也是我们建议的每日摄入量
- 方便购买
- 已经预先烹饪好，方便食用

## 纳豆的神奇功效

| 成分 | 功能和效果 |
| --- | --- |
| 植物蛋白 | 生成人体细胞 |
| 膳食纤维 | 减缓糖的分解和吸收 |
| 大豆皂苷 | 促进脂肪的代谢 |
| 大豆低聚糖 | 调节肠道环境 |
| 大豆异黄酮 | 高抗氧化性能 |

用来制作纳豆的大豆含有丰富的植物蛋白，还有助于减缓糖的分解和吸收，促进脂肪的代谢，从而防止肥胖。

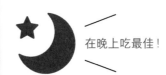

在晚上吃最佳！

还可以再加一个鸡蛋！

# 海藻和蘑菇是食材中的王者

## 膳食纤维可以防止血糖飙升

海藻含有丰富的可溶性膳食纤维，这种膳食纤维易溶于水。海藻还含有一种叫作岩藻多糖的成分，这种成分可以减缓糖的吸收，防止血糖急速上升，还能吸附并清除肠道中多余的胆固醇等有害物质。

除此之外，让海藻变得黏黏的是一种叫作"褐藻酸"的成分，它也有助于防止餐后血糖迅速上升。海藻还含有丰富的矿物质，如钙、锌和镁，有助于促进身体新陈代谢，调节血压和血糖。

我推荐大家每餐都吃一点海藻，这样比起一次性吃很多要更有效果。可以试着食用多种速发海藻类食材，比如裙带菜、海带、羊栖菜、海蕴、紫菜和石莼等，这些海藻用水泡发后即可食用，非常方便。

蘑菇含有可溶性膳食纤维和不可溶性膳食纤维，后者在水中的溶解度较低。它们与岩藻多糖一样，可溶性膳食纤维有助于防止血糖过快上升，而不可溶性膳食纤维有助于调节肠道环境和促进排便。蘑菇还含有丰富的 B 族维生素，例如烟酸，这种成分可促进糖的代谢，此外，蘑菇中含有 β－葡聚糖，这是一种膳食纤维，可降低血糖并提高免疫力。

在这里介绍一个小窍门：在刚开始吃饭时或者吃饭中途吃菌类做成的菜肴有助于减缓体内糖的吸收。

## 岩藻多糖对身体大有裨益

### 岩藻多糖

它是一种可溶性膳食纤维，有助于减缓糖的吸收，清除多余的胆固醇。它还有抗氧化作用，也能提高免疫力。

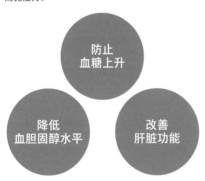

- 防止血糖上升
- 降低血胆固醇水平
- 改善肝脏功能

**抑制糖的吸收！**

裙带菜

羊栖菜

海带

## 菌类能促进糖的代谢

### 烟酸

它是 B 族维生素之一，属于水溶性维生素。它不仅能促进糖的代谢，还能促使蛋白质和脂肪产生能量。

### β - 葡聚糖

它是一种膳食纤维，有助于降低血糖，对提高免疫力、预防癌症有很好的效果。

**在刚开始吃饭时或中途吃，效果会更好！**

香菇

金针菇

杏鲍菇

食用菌类让你远离内脏脂肪！

# 有益蔬菜和无益蔬菜

## 薯类和根茎类蔬菜含有大量的糖

许多人认为蔬菜有益健康，是最适合减肥时吃的食材。但同为蔬菜，有一些你可以想吃多少就吃多少，有一些就需要注意。

例如，马铃薯、红薯、芋头、山药等薯类虽然含有丰富的膳食纤维，但它们的含糖量也很高，每个马铃薯（150克）含有22克糖，每个红薯（250克）含有65.7克糖。粉丝和太白粉也是应该避免摄入的食物，因为它们都由淀粉制成。

还有一些根茎类蔬菜的含糖量也相对较高。1小根胡萝卜（90克）含有5.6克糖，1小根莲藕（120克）含有13克糖。此外，甜甜的水果番茄的含糖量也很高，不应过量食用。

然而，薯类等根茎类蔬菜中含有的糖被称为多糖，这种糖比其他的糖需要更长的时间来消化和吸收。它们还含有丰富的膳食纤维，不会导致进食后血糖激增，因此没有忌食或者过度减少的必要。

另一方面，绿色蔬菜是维生素C的极佳来源，而且绿色蔬菜含糖量低。西蓝花、菠菜和芦笋等含有大量的叶酸，是体内进行蛋白质代谢所必需的营养物质，与肉类、鱼类和鸡蛋一起食用有益健康。

## 含糖量高的蔬菜

蔬菜营养丰富，富含维生素和其他营养物质，是维持身体健康的必不可少的食材。然而，以下这些蔬菜的含糖量很高，不应过量食用。

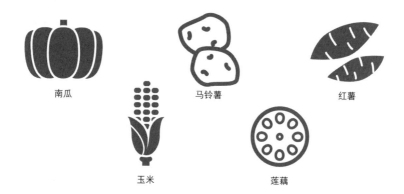

南瓜　　　　　　马铃薯　　　　　　红薯

玉米　　　　　　莲藕

## 含糖量低的蔬菜

买菜时应该多挑选一些含糖量低的蔬菜。如果多吃这类蔬菜，即使不减少碳水类食物的摄入，也有助于减少内脏脂肪。要记得，在吃饭的时候一定要先吃蔬菜。

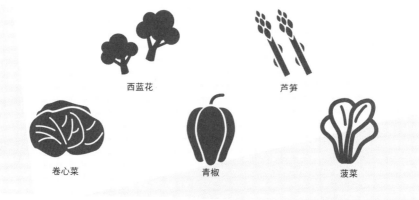

西蓝花　　　　　　芦笋

卷心菜　　　　　青椒　　　　　菠菜

# 一汤匙醋击退内脏脂肪和身体不适

## 每天换着花样喝点醋

醋酸是醋的主要成分，能抑制脂肪的合成，促进脂肪燃烧。它还有控制餐后血糖上升、预防高血压、缓解疲劳的功效。

日本规模最大的酿造企业之一——味滋康控股（Mizkan Holdings）对食醋的减脂效果进行了调研。结果显示，给一些身材偏胖的人每天喝含一汤匙（约15毫升）醋的饮料，分早晚2次喝完，12周后，他们的内脏脂肪数值平均下降了约5%。同时，他们血液中的甘油三酯平均减少了18.2%。

通过喝醋提高健康水平的关键是坚持每天喝一汤匙。但是如果原封不动地喝下去，醋酸可能会损伤你食管和胃的黏膜，所以一定要记得在喝之前把醋稀释5~10倍，也可以把稀释后的饮品分成多份，每次少喝一点。

市场上有许多不同类型的醋，如米醋、苹果醋和黑醋，只要是你喜欢的，选择任何口味的醋都可以。也可以把醋加入富含钙质的牛奶或具有抗氧化作用的番茄汁中，做成营养丰富的果汁。每一汤匙醋，可以搭配约120毫升其他种类的饮品。在纳豆等常吃的小菜以及有蛤蜊、蚬贝等贝类的味噌汤中加入一点醋也是很好的，因为醋能溶解钙等矿物质，使它们更容易被身体吸收。平时还可以用醋腌一些卷心菜、洋葱、番茄等蔬菜作为家中的常备菜，营养又方便。

## 醋能有效防止脂肪的形成

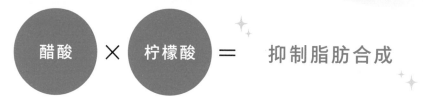

醋酸 ✕ 柠檬酸 ＝ **抑制脂肪合成**

醋酸是醋的主要成分，不仅可以有效抑制脂肪的合成，还有助于燃烧脂肪。同样，醋中的柠檬酸有很强的抗氧化作用，可以防止坏胆固醇的形成。

## 每天坚持饮用就会有效果

**每天一汤匙醋，
持续饮用12周就会……**

| 内脏脂肪 | 甘油三酯 |
|---|---|
| **平均减少5%** | **平均减少18.2%** |

我们对175名身材偏胖的男性和女性进行了实验，每人每天将一汤匙醋（约15毫升）与其他饮品（500毫升）进行混合，并分早晚两次喝完，持续饮用，他们的内脏脂肪和血甘油三酯水平都有所减少。

参考资料：Mizkan Holdings. Vinegar intake reduces body weight, body fat mass, and serum triglyceride levels in obese Japanese subjects [J]. Bioscience, Biotechnology, and Biochemistry. 73(8): 1837–1843.

你可以喝苹果醋、黑醋或任何你喜欢的醋类。把醋加入饮料或味噌汤中，或者用它来做一些腌菜，这些方式都不错。请注意，喝醋之前一定要稀释5~10倍，以免直接喝下去损伤食管和胃的黏膜。

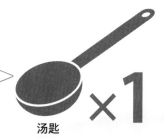

**汤匙** ✕**1**

# 吃可可含量高的黑巧克力
# 有助于减少内脏脂肪

## 每天吃 25 克，分成 5 次吃

推荐大家食用可可含量为 70% 以上的黑巧克力（高可可巧克力），它可以帮助燃烧内脏脂肪。

高可可巧克力富含植物蛋白，这种植物蛋白被称为"可可蛋白"，是一种在体内消化和吸收都比较慢的物质。高可可巧克力还含有丰富的膳食纤维，以上两种营养物质共同作用，有助于减缓小肠对糖的吸收，也能减缓血糖的上升，使内脏脂肪变得不易积累，并使脂肪变得更容易燃烧。

在高可可巧克力中含量特别丰富的抗氧化剂——可可多酚，对身体也非常有益。研究证明，高可可巧克力有改善肝功能的效果，如果每天吃几次，可以使脂肪更易燃烧。

可可多酚不能在体内储存，所以每次最好只吃一小块（5 克），每天吃 5 次。每次少量进食也有助于防止血糖紊乱。建议在早餐、午餐和晚餐之前，以及上午和下午的时间段内各吃一次，总共吃 25 克。

减脂者如果强忍着不吃甜食，反倒会积累心理压力，从而导致暴饮暴食，更容易积累脂肪，同时也会增加得糖尿病的风险。所以，少量多次地吃一些微甜的巧克力对减脂有很大益处。

## 多酚含量最高的产品之一

高可可巧克力（可可含量为70%以上的黑巧克力）中有丰富的可可多酚。可可多酚具有燃烧脂肪的作用，对于减肥者来说是最理想的零食。它也有改善胰岛素功能的效果，还能防止血糖的剧烈波动。

**每100克食物中的多酚含量**

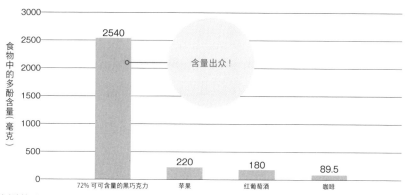

参考资料：SCALBERT A, WILLIAMSON G. Dietary Intake and Bioavailability of Polyphenols[J]. J Nutr, 130(8S Suppl), 2073S.

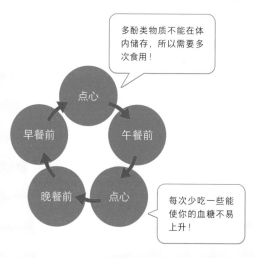

多酚类物质不能在体内储存，所以需要多次食用！

每次少吃一些能使你的血糖不易上升！

- **燃烧脂肪**
- **改善肝脏功能**
- **降低血糖**
- **改善血胆固醇水平**
- **激活大脑**
- **减少焦虑**

# 喝喝就能减肥？！
# 绿茶是最强的饮料

**饭前或饭后喝茶，可防止血糖上升**

绿茶是那些想减少内脏脂肪的人的有力帮手。绿茶适合吃饭时喝，也适合在喝酒时用来清口。绿茶中的儿茶素使它呈现出略微苦涩的口感，这种成分是多酚中的一种，有助于减缓餐后血糖的上升，并减少甘油三酯的合成。

另外，绿茶富含抗氧化维生素（如 β－胡萝卜素和维生素C），以及有助于改善糖代谢的B族维生素。所以从这点来说，它还能促进脂肪的燃烧，降低胆固醇值，缓解高血压，并减少体内的活性氧。

推荐大家在饭前饮用绿茶，这样才能防止血糖上升。此外，用餐即将结束时喝一杯绿茶，也有助于防止吃得过饱，这是因为绿茶略微苦涩的味道能使人有饱腹感。我们也特别推荐用食品加工机把茶叶打成粉末，加在其他食物中用于烹饪。比如加入制作油炸食品的面糊中，或者加在拌饭的配料（日式米饭伴侣）中，这样绿茶中的有效成分就能完全被利用起来了。当然，还可以喝瓶装绿茶，但是过度饮用冷饮，会使肠道蠕动速度减缓，所以需要注意。

除普通绿茶外，番茶（品质较差的绿茶）也能有效减少人体内会转换为内脏脂肪的甘油三酯。番茶中所含有的多糖能帮助身体更有效地处理和排出糖。然而，多糖不耐热，所以最好将茶制作成凉茶饮用，方法是将茶叶放入冷水中，再在冰箱里静置一晚。

## 喝绿茶可减肥！

### 饭前饮用

儿茶素是绿茶所含的一种多酚，有助于抑制餐后血糖的上升，并减缓糖的吸收速度。

### 烹饪时放些茶叶

用食品加工机把茶叶打成粉末作为烹饪材料加入菜肴，就能够食用整片茶叶，进一步提高茶叶的健康效果。

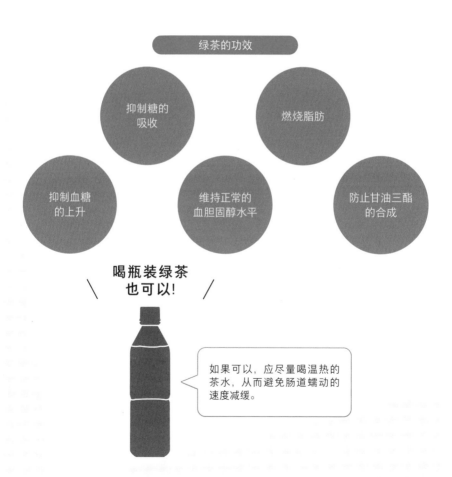

绿茶的功效

- 抑制糖的吸收
- 燃烧脂肪
- 抑制血糖的上升
- 维持正常的血胆固醇水平
- 防止甘油三酯的合成

**喝瓶装绿茶也可以！**

如果可以，应尽量喝温热的茶水，从而避免肠道蠕动的速度减缓。

# 警惕导致老化的 AGE

## 摄入过多的糖会使人显得更老

　　真皮层是皮肤组织的一部分，真皮层的状态好坏是让人显得年轻或者年老的关键。真皮层主要由胶原纤维和弹性纤维这两种蛋白质构成，当血糖较高时，糖会和胶原纤维结合，这种现象被称为糖化。蛋白质被糖黏附后，就会变成晚期糖基化终末产物（AGE，advanced glycation end product）。AGE增加，皮肤就会失去光滑水润的质感，从而使人显得年老。

　　这种类型的糖化反应还发生在身体内部的各个角落，比如头发、眼睛、心脏和血管等处，导致身体的老化。这意味着摄入过多的糖不仅会增加内脏脂肪，而且还会使AGE侵袭身体的各个部分，加快衰老。

　　还有研究发现，这种物质来自我们日常摄入的食物，并且会在身体内部囤积。高温烹调的蛋白质类食品往往含有较多的AGE，培根肉、北京烤鸭、炸薯条和西式薄煎饼是代表性的高AGE食物。即使是同样的食材，烹饪时的温度越高，烹饪后含有的AGE就会越多，所以水煮或蒸的食物的AGE含量比炒或炸的食物低。

　　食物中大部分的AGE都会被排出体外而不被身体吸收，但约有0.6%会被保留在体内，并可能导致衰老。所以，最好避免食用高AGE的食品。

## 糖是衰老的诱因

当糖在体内与蛋白质结合时，就会引起身体的老化。它们与皮肤的蛋白质结合，会使皮肤失去弹力；与头发的蛋白质结合，会使头发变得干枯毛糙。它们留在体内，会使身体不断衰老。

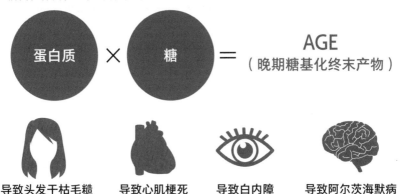

蛋白质 × 糖 = **AGE**（晚期糖基化终末产物）

导致头发干枯毛糙　　导致心肌梗死　　导致白内障　　导致阿尔茨海默病

## 同样的食材，烹饪方法不同，AGE 含量也会不同

研究证明，我们的身体也可以直接从食物中吸收 AGE。食物中大部分的 AGE 会被直接排出体外，但是约有 0.6% 会被留在体内。还需要注意的是，同样的食材，烹饪温度越高，就会含有越多的 AGE。

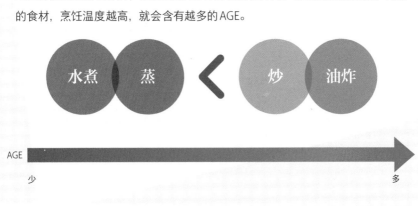

水煮 蒸 ＜ 炒 油炸

AGE
少　　　　　　　　　　　　　　　　　　　　　　多

# 实际上一点也不健康！
# 这些都是应该少吃的食物

## 水果中的果糖让身体更易积累内脏脂肪

水果通常被认为是健康的食物，因为它们富含维生素和膳食纤维，但是如果你想减少内脏脂肪，就应该避免过量食用。

根据分子的大小，糖可以被分为三类。首先是单糖，包括葡萄糖和果糖；其次是双糖，包括蔗糖、乳糖和麦芽糖；最后是多糖，如淀粉，淀粉多存在于谷物和薯类中。单糖的分解和吸收速度最快，其次是双糖，而多糖则最慢。

果糖是一种大量存在于水果中的糖，是一种单糖。由于其消化和吸收的速度很快，所以它也会导致餐后血糖上升，血甘油三酯增加。将水果和蔬菜榨成汁后，果蔬中的膳食纤维被切得非常细小，其中的果糖就更易被人体吸收。乍一看，果汁似乎很健康，但实际上这是一种非常容易让人发胖的饮料。

然而，当季的水果含有丰富的维生素和其他营养物质，不仅有益健康，还有很好的美容效果。如果你想吃，建议和早餐一起吃。请避免在活动量较少、不太容易消耗糖的晚间吃水果。

有不少人在吃饭的时候想要尽量少吃一点，所以选择吃非常方便的三明治或者荞麦面。然而，这类食品都含有很多的糖，实际上并不健康。

## 轻食反而是你变胖的原因

如果你认为轻食更健康，那就大错特错了，因为有些轻食实际上含有大量的糖。所以，不要想当然地选择食物，而是要记得控制糖的摄入量。

**常见食物的含糖量**

饭团(每个)
30~50 克

三明治(每个)
20~70 克

荞麦面(每份)
45~60 克

蔬菜汁(每杯)
20~30 克

蜂蜜(每汤匙)
15~20 克

## 常见水果的含糖量

人们通常认为水果有益健康，而且可以帮助减肥，但实际上水果所包含的单糖具有最简单的结构，非常容易被身体吸收，会导致血糖迅速升高。

| 水果名称 | 参考重量 | 糖（克） |
| --- | --- | --- |
| 苹果 | 250克（1个） | 35.3 |
| 香蕉 | 100克（1根） | 21.4 |
| 桃子 | 170克（1个） | 15.1 |
| 柚子 | 210克（1个） | 18.9 |
| 橙子 | 130克（1个） | 14.0 |
| 猕猴桃 | 85克（1个） | 9.4 |

# 刷牙也能减肥

口腔中的一些细菌有时会通过唾液和食物进入肠道，容易积累代谢物，造成便秘和其他问题。如果情况恶化，肠道内的代谢物就会释放有害物质，并通过血液扩散到全身，从而减缓身体的新陈代谢，使脂肪更难燃烧。

## 刷牙的三个要点

### ❶早上起床后和晚上睡觉前要刷牙

夜间睡觉时，口腔内的细菌会繁殖增长，为了不吞入这些细菌，应该在早餐前和晚上睡觉前刷牙，从而保持口腔卫生。如果可以的话，请在每餐后都刷牙，每两天仔细刷一次。

### ❷每月更换一次牙刷

当刷毛开始向外弯的时候，就是该更换牙刷的时候了。牙刷的寿命约为一个月，如果还没有到一个月刷毛就开始向外弯，那很有可能就是你刷牙太用力了。

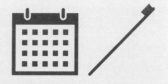

### ❸使用牙间刷或牙线

仅用牙刷刷牙不足以清除牙齿缝隙内的污渍。只用牙刷可以去除牙齿上约61%的牙菌斑（附着在牙齿表面的一层膜状物，含有大量细菌），结合牙间刷刷牙，则可以清除约85%的牙菌斑。

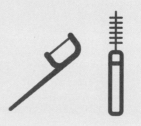

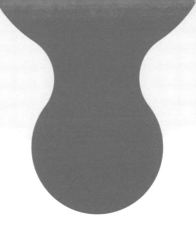

第 4 章

科学地在外就餐、
应酬酒局

# 在外就餐也要选择不易发胖的餐点

## 要避免那些很快就能吃完的面条

在外就餐时，尽可能选择低糖的餐点，而最需要避免的餐点就是面条。

荞麦面、乌冬面、拉面和意大利面都是高糖食物。拉面配炒饭、荞麦面配稻荷寿司（一种炸豆腐皮包饭），都是糖加糖的套餐，身体会受到糖的双重打击，这一餐所含的糖分可能就会占每日标准摄入值的一半以上。

而且吃面条时，我们也容易吃得过快。正如我在第44页所说，为了避免积累内脏脂肪，每一口饭都需要咀嚼30次，吃午饭的时间最好控制在25分钟左右。但是，如果是吃面的话，经过那么长时间，面条早就泡发了。

如果吃饭的时间很紧张，在立食荞麦面馆站着吃一碗荞麦面当然非常方便，但是这种站着狼吞虎咽的进食方式是绝对不可取的。吃饭时间短不仅难以让人产生满足感，还会导致饮食过量，使血糖上升过快，进而更易使脂肪蓄积。

如果你真的很想吃面条，可以试试天妇罗荞麦面，吃的时候先吃富含蛋白质的天妇罗，然后再吃含糖量较高的荞麦面。有些面条会在表面淋上一层浓稠的芡汁（如浇汁炒面），这种芡汁是用马铃薯淀粉勾芡而成，所以这碗面的总含糖量会更高。馄饨也是如此，馄饨皮由小麦粉制作而成，所以含糖量也高。

## 花一点小心思控制糖的摄入

即使你经常在外就餐，也只需一点点努力，就能控制糖的摄入量。充分利用在外就餐的机会，既享受美食的乐趣，又享受健康的饮食吧。

### 少吃一点米饭

只要你比平时少吃一口米饭就够了。在点餐的时候可以告诉店员"请少盛一点米饭"，店员通常都会照做。

### 每周只吃一次面条

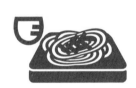

面条的含糖量高，而且很快就能吃完，所以面条是应该尽量避免的餐点。然而，强忍着不吃也不好，所以我建议你把吃面的次数降低到每周一次。

### 尽量吃有饭有菜的套餐，如果吃盖饭，就多点一份沙拉

吃盖饭容易吃得快，而且盖饭里面的米饭通常比套餐中的米饭更多，所以推荐吃有主菜、小菜和主食的套餐。如果点盖饭，就要记得多点一份沙拉搭配着吃。

# 这样吃准没错！
# 牛肉盖饭与烤肉餐厅篇

## 要注意食物含糖量和食用顺序

牛肉盖饭中的米饭含有较多的糖，这一点是比较让人担心的。吃的时候我们就需要尽量减缓血糖的上升速度。

首先，一定不要点大份的米饭。如果正常分量的米饭不够吃，你可以多点一些肉和配菜。牛肉盖饭里的汤汁也含有大量的糖，所以也不要让店员再加入额外的汤汁。

除此之外，你还可以再点一份沙拉和一碗味噌汤搭配食用。将糖与蛋白质一同食用时，糖在体内的吸收也会变得平稳，所以你可以在牛肉盖饭中拌一个鸡蛋。你还可以多吃一些红姜，这是因为红姜有助于脂肪燃烧。

我推荐的食用顺序如下：先喝茶，然后慢慢吃沙拉，喝味噌汤，最后再吃盖饭。吃盖饭时，也要先吃洋葱和牛肉等配菜，最后再吃米饭，并且要比以往少吃15%。

如果你去吃烤肉，要确保多吃蔬菜，并且选择肥肉少的肉类。肉类本身含糖量较低并且很健康，但是肥肉中含有大量的饱和脂肪酸，过度摄入饱和脂肪酸可导致动脉硬化。此外，也推荐选择使用烧烤网来烤肉的餐厅，因为油脂被烤化后能够滴落，我们摄入的脂肪也就更少。

在烤肉餐厅同样也应该先吃蔬菜，再喝汤，最后吃肉。甜味的烤肉蘸酱含有较多的糖，所以推荐蘸咸味烤肉酱或者柠檬汁食用。

## 吃牛肉盖饭的注意事项

### · 不点大份

尽量控制米饭的摄入量。只要你慢慢咀嚼，即使只吃较小分量的米饭，你也会有饱腹感。

### · 点一些配菜

吃的时候要先喝茶，然后吃沙拉、喝味噌汤。这样有助于控制糖的吸收。

### · 两分钟后再吃米饭

不要上来就狼吞虎咽地吃米饭。应在喝完茶、吃完配菜的两分钟后，再吃米饭。

### · 拌一个鸡蛋

在与蛋白质一同食用时，糖在体内的吸收会变得平稳。另外，还应该注意不能吃得太快。

## 吃烤肉的注意事项

### · 选择用烧烤网烤肉的店铺

肉类的含糖量低，所以它其实很健康。如果用烧烤网烤肉，烤肉的同时多余的油脂会滴落，我们摄入的脂肪也就更少。

### · 先吃韩式辣白菜或凉拌菜

在吃肉之前，应该先吃一些蔬菜，如韩式辣白菜或凉拌菜，让你的肠胃进入工作状态。这样身体对糖的吸收也会更平稳。

### · 用生菜卷着吃

把烤肉和具有抗氧化功能的黄、绿色蔬菜一起吃，将有助于防止体内低密度脂蛋白胆固醇的氧化。

### · 蘸柠檬汁或咸味烤肉酱

在吃烤肉的时候，应尽可能选择柠檬汁或咸味的烤肉酱作为蘸料，以减缓血糖的上升。

# 这样吃准没错！
# 意大利餐厅与中餐厅篇

## 要尽量少吃意面、比萨、勾芡菜肴、各类点心

在意大利餐厅吃饭时，最好不点套餐。我推荐大家根据菜单单点菜品。这样你能控制意大利面和比萨等含糖量较高的餐点的数量，并根据自己的需要进行调整。

前菜可以选择一份蔬菜沙拉或者意式腌菜沙拉。蔬菜含有丰富的膳食纤维，有助于减缓糖在体内的吸收，而腌菜中的醋有分解甘油三酯并将其转化为能量的作用。在吃主菜之前，你还可以点一份意大利杂菜汤（minestrone），这道汤里有很多蔬菜，可以让你产生饱腹感。

面包是高糖食物，你最好只吃一块。如果要点比萨，尽量选择饼底比较薄的。如果吃意面，可以选择意式辣酱面，因为辣椒有助于燃烧能量。

去中餐厅应该多点蔬菜多的餐点。前菜最好选择各类炒蔬菜，比如炒空心菜、炒油菜等，它们有助于减缓血糖的上升速度。也可以点皮蛋，因为皮蛋不含糖。

在点主菜时，应该避免选择使用味噌、酱油或酱料调味的菜肴，因为这些调料都含有大量的糖。勾过芡的菜肴也不可选，因为芡粉的原料是马铃薯淀粉，其中含有大量的糖。还应避免吃各类点心，因为点心的外皮中含有大量的糖。另外，用辣椒和生姜烹饪的菜肴可以刺激血液循环，促进脂肪燃烧。

## 吃意式料理的注意事项

### · 吃主菜前先喝汤

蔬菜汤既能让人有饱腹感，也有助于控制主食中糖的吸收，可谓一箭双雕。

### · 只吃一块面包

要注意不能吃太多的面包。吃面包时最好淋橄榄油，而不是抹黄油。

### · 选择红葡萄酒

红酒中含有很多白藜芦醇（resveratrol），这是一种多酚，能防止脂肪堆积。

### · 餐后饮品不加糖

喝加糖的餐后饮品会导致血糖升高，可以改为用牛奶或柠檬汁调味。

## 吃中餐的注意事项 ═

### · 尽量避免吃甜点

中餐的甜点，比如麻团或杏仁豆腐中通常含有大量糖，应该尽量避免点这类甜点。

### · 不点炒饭或面条

炒饭、浇汁炒面、饺子和烧卖中也含有大量的糖，所以不应过量食用。

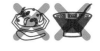

### · 蘸醋吃

醋有分解甘油三酯、减缓糖吸收的作用，所以应该多吃。

### · 点辛辣料理

用辣椒和生姜烹饪的菜肴可以刺激血液循环，促进脂肪燃烧。

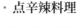

# 灵活利用便利店，减少内脏脂肪

便利店提供各种各样的食品，合理地选择其中的食品可以让你吃上健康的一餐。

选择的关键是，一天中有一餐必须包括足量的蔬菜，比如蔬菜沙拉。在选择蔬菜沙拉的时候也可以选含有蛋白质的沙拉，比如拌入了煮鸡蛋、金枪鱼、蒸大豆或奶酪的沙拉。你也可以买煮鸡蛋或者凉拌豆腐，把它们作为沙拉的配菜一起食用。如果有加入了很多蔬菜的味噌汤，也是不错的选择。

此外，我还建议吃一份以蛋白质为主的配菜。用盐和香料调味的蒸鸡肉（如沙拉鸡肉）就非常好，因为它的含糖量极低。选一份关东煮或者蔬菜炒肉，根据自己的心情换着吃，就不会因为总吃同样的东西而吃腻。

另外，应该尽量避免高糖食品，如饭团、面包、包子和面条等。特别是要避免甜面包，比如菠萝包等食品，因为它们既是面包又是甜食，属于双重糖食品。

人们通常觉得三明治很健康，但要注意，马铃薯三明治其实是马铃薯加面包，水果三明治是水果加面包，它们都属于双重糖食品。买三明治的时候，要选择有膳食纤维和蛋白质的，比如加入了生菜、鸡蛋和火腿的种类。如果选择用黑麦面包或全麦面包等深色面包做成的三明治就更好了，这是因为黑麦和全麦富含膳食纤维。

## 在便利店应避免购买的食物

便利店非常方便，许多人在这里购买餐食，但是便利店里出售的饭团、甜面包和包子等食物都含有大量的糖。另外，虽然三明治看起来很健康，但是马铃薯沙拉三明治和水果三明治都是双重糖食品，也需要引起注意。

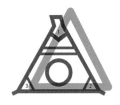

饭团

甜面包

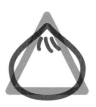

包子

## 便利店中的低糖食品

在便利店你也能买到含糖量较低的食品，鸡肉串等烧烤和油炸类小吃含有丰富的蛋白质，吃起来也十分方便。每到冬天就会出现在便利店里的关东煮，也是低糖食品，能让你产生饱腹感和满足感。

沙拉鸡肉

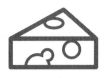

奶酪

烤鸡肉串

关东煮

速溶味噌汤

# 酒 + 糖 = 内脏脂肪量直线上升

## 选择低糖的下酒菜，还要好好咀嚼

有些人认为喝酒会使人发胖，但其实酒精不是导致体重增加的唯一原因。每天都喝酒的人腰上长了一圈肥肉，多半是因为吃的下酒菜中包含了过多的糖。

喝酒之后，人们会更容易向那些平时尽量不吃的高糖食物出手，比如拉面和各类甜食。酒精有刺激食欲的作用，一旦刺激你开始吃，你就很难停下来。如果你一直按照这样的方式吃下酒菜，那么你的内脏脂肪就会只增不减。正如我之前所说，摄入过多的糖会导致血糖快速升高，身体会通过分泌胰岛素将多余的糖转化为脂肪。

我将在第86页详细介绍如何正确地选择下酒菜。想要避免脂肪的堆积，主要的原则就是要选择低糖下酒菜，此外还要注意食用顺序，并且要试着以一种享受美食的心情慢慢吃。建议将"吃"与"喝"分开。喝完酒之后，放下杯子，再开始吃下酒菜。慢慢咀嚼、吞咽，吃好后放下筷子，再去喝酒。这样能帮助你避免饮食过量和饮酒过量。

顺便提一下，不同类型的酒精饮料含糖量也是不同的（详见84页）。添加白砂糖或果汁的酒精饮料含糖量高，最容易使你体重增加。

## 让你发胖的不只有酒精，还有下酒菜

一项针对25岁及以上男女展开的，探讨习惯性饮酒量和体重指数（BMI）之间关系的研究发现，每天喝一大瓶啤酒并不会导致体重增加，酒中所含的酒精和糖并不是导致肥胖的唯一原因。

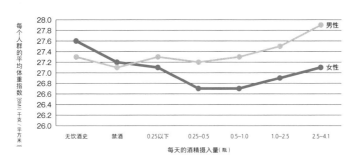

参考资料：BERGMANN M M, SCHUTZE M, STEFFEN A, et al. The association of lifetime alcohol use with measures of abdominal and general adiposity in a large-scale European cohort [J]. Eur J Clin Nutr. 2011, 65:1079-1087.

注：① 本统计中酒精摄入量以每天摄入的大瓶啤酒（淡啤酒：633毫升，酒精含量：3.7克/100克，密度：1.008克/毫升）的瓶数为标准。
② 西欧六国联合研究。目标群体的年龄在25到70岁之间，男性99381人，女性158796人。
③ 对年龄、受教育年限、体力活动、吸烟习惯、非酒精类食物来源的能量摄入以及其他可能影响结果的因素进行了统计调整。

## 酒精使人容易发胖的原因

酒精虽然不是体重增加的直接原因，但是喝酒会增加你的食欲。喝点酒、吃些下酒菜（含糖），就会让你的肝脏负担过重，难以应付，从而让你变得容易发胖。

饮酒会
增加食欲
＝
过量饮食

喝酒再加上
吃下酒菜（含糖）
导致的肝脏疲劳
＝
脂肪蓄积

边喝酒边吃
下酒菜（含糖）
＝
容易狼吞虎咽

# 喝酒也能减少内脏脂肪的窍门

在适度的前提下，每日饮酒有助于保持健康

很多人认为每天喝酒有害健康，但实际上对身体有害的是过量饮酒。古人有"百药之长是为酒"的说法，在适度的前提下，饮酒可以帮助肝脏保持健康，减少内脏脂肪。

当酒精进入身体时，肝脏虽然需要分解酒精，但在分解过程中会消耗蓄积在体内的糖，将糖转化为工作所需的能量。由于消耗了储存在肝脏内的糖，所以肝脏也会变得健康。研究表明，有适度饮酒习惯的人的死亡率比完全不饮酒的人低。

在控制饮酒量时，可以用纯酒精含量作为参考依据。纯酒精含量（克）可以通过"酒精度数（%）× 饮酒量（毫升）× 0.8 ÷ 100"得出。例如，一罐酒精度数为5%的350毫升啤酒，其纯酒精含量为"5 × 350 × 0.8 ÷ 100"，也就是14克。

注意，适度饮酒是指每天摄入的纯酒精含量不超过40克，相当于两瓶中瓶啤酒（或者两杯中扎啤酒），两罐350毫升的易拉罐装烧酒、鸡尾酒，两杯60毫升的威士忌，两杯清酒或者三杯葡萄酒。坚持"适量"这个首要原则，就能在喝酒的同时减少内脏脂肪。

## 适量饮酒有益健康

一项关于健康人"习惯性饮酒量"与其后十余年内的死亡率的调查，把"无饮酒史者"和"适度饮酒者"的总死亡率进行了比较，结果发现"适度饮酒者"的死亡率更低。

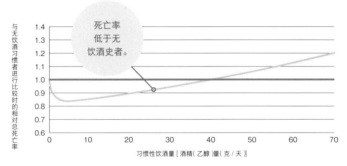

注：① 将无饮酒史者的相对死亡率设为1.0。
② 死亡率包括由疾病、事故和事件等所有原因造成的死亡。
**参考资料**：美国科学与健康委员会的一份报告（1993年6月）。

## 适度的纯酒精摄入量为每日7~40克，
## 理想值则是每日摄入纯酒精20克。

## 计算纯酒精含量的公式

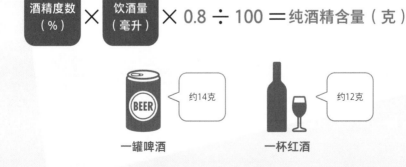

# 参加酒局前应该吃的东西

## 选择能保护肝脏的食材

如果你在肠胃里没有任何东西的情况下喝酒，酒精就会被身体迅速吸收，血液中的酒精浓度随之迅速上升。肝脏无法处理完酒精，不仅会导致醉酒，还有可能导致胃部不适。为了避免这种情况，你应该在喝酒前吃一些富含蛋白质、膳食纤维和脂肪的食物。我推荐你吃一些消化速度慢、在胃和肠中停留时间长的食物。

在富含蛋白质的食物中，酸奶饮料、牛奶和奶酪是不错的选择，因为它们含有能帮助肝脏分解酒精的有益物质。便利店中出售的炸鸡块和烤鸡肉串也很好，因为它们既有蛋白质也有油脂。

蔬菜、海藻和蘑菇是最常见的膳食纤维来源。一些研究表明，卷心菜中的维生素U可在体内参与酒精降解的工作。所以，也可以食用卷心菜。另外，吃一小块高可可巧克力（可可含量70%以上）也不错，因为它富含膳食纤维，有改善肝功能的效果，对健康非常有益。

油脂类有保护胃壁的功效，橄榄油中含有的油酸难以被小肠吸收，可以减缓酒精在小肠内的吸收速度。所以，你也可以在喝酒前喝一勺橄榄油。

## 建议在喝酒前吃的三种食物

喝酒时最需要避免的是空腹。喝酒前一定要吃点东西。在胃里停留时间长的食材将有助于缓解酒精的影响。

### 乳制品

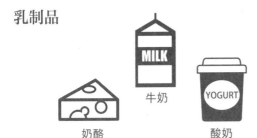

牛奶

YOGURT

奶酪

酸奶

乳制品在便利店里很容易买到，而且含有能帮助肝脏分解酒精的有益物质。因为它的消化速度很慢，在胃和肠中停留的时间很长，所以也有减缓酒精吸收的效果。

### 膳食纤维

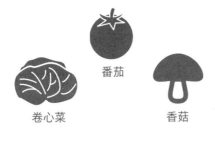

番茄

卷心菜

香菇

膳食纤维大量存在于蔬菜、蘑菇和海藻中。卷心菜中含有大量维生素U，可以激活酒精的分解，而番茄有助于降低血液中的酒精含量。

### 油脂类（脂质）

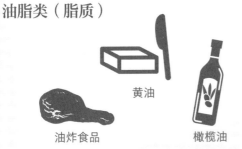

黄油

油炸食品

橄榄油

油脂类本身对肝脏没有任何有害影响，有减缓酒精吸收、保护胃壁的效果。炸鸡块和烤鸡肉串也是蛋白质的良好来源。

# 蒸馏酒中的好酒与坏酒

## 想要减少内脏脂肪，就要避免喝果汁鸡尾酒

当肝脏分解摄入体内的酒精时，会把蓄积在内脏中的糖当作能量来源。因此，应该选择含糖量少的酒类，不应摄入多余的糖，同时要严守适量饮酒的原则，这样就能减少内脏脂肪。

最常见的低糖酒精饮料是蒸馏酒，如烧酒、威士忌、白兰地和伏特加。它们都是零糖的酒，所以担心内脏脂肪的人也可以放心地饮用。但不要喝用果汁或者糖浆调制的烧酒类鸡尾酒。果糖是吸收最快的糖之一，可导致血糖迅速上升。这样，胰岛素的分泌量就会增加，从而导致血甘油三酯增加。为了避免摄入多余的糖，应该喝用水或者茶水调制的酒。

另外，红葡萄酒含有丰富的多酚类物质，有助于去除活性氧。红葡萄酒的含糖量相对较低，每100毫升仅含1.5克糖。顺便说一下，每100毫升白葡萄酒的含糖量为2克。

其他酒类每100毫升的含糖量如下：日本酒中的本酿造酒为4.5克，纯米酒为3.6克，这两种都是含糖量相对较高的酒类；还有淡啤酒为3.1克，司陶特（Stout）黑啤酒则为4.6克。如果想要减少内脏脂肪，建议选择零糖啤酒。

## 什么是蒸馏酒？

酒可分成三大类：酿造酒、蒸馏酒和混合酒。

酿造酒是利用酵母将谷物及水果发酵制成的；蒸馏酒则是把酿造酒液进行加热，使乙醇蒸发，再冷却、冷凝制成的；混合酒是指在酿造酒或蒸馏酒中浸泡了水果或加入了糖的酒。

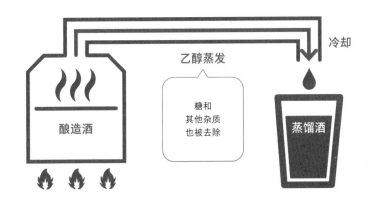

## 推荐用苏打水和蒸馏酒调制鸡尾酒

蒸馏酒中，威士忌、伏特加、杜松子酒和烧酒等不含糖，如果想减少内脏脂肪，可以喝这几种酒。这几种酒有多种饮用方法，包括加冰块或加水，但我推荐加苏打水，因为它可以让你更有饱腹感，从而避免吃过多的下酒菜。

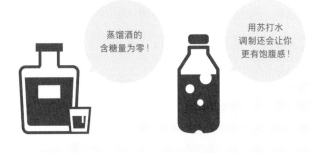

# 怎样选择下酒菜才能瘦下来

## 坚果类是酒的好朋友

在酒局上选择下酒菜的关键是一定要选择含糖量低的。即使是高热量的油炸食品，只要含糖量低，就不会让你积累内脏脂肪。例如，制作炸鸡块的面糊中含有糖，但是鸡肉本身的含糖量几乎为零，而且还含有优质蛋白，所以炸鸡块其实是一种很好的下酒菜。

坚果类含有丰富的膳食纤维、蛋白质、维生素E、铁，以及ω-3脂肪酸等有益健康的脂肪酸，所以也非常适合做下酒菜。通过咀嚼口感坚硬的坚果，你也会产生饱腹感。

另外，我还推荐富含膳食纤维的菜品，如毛豆、腌菜、韩式泡菜以及醋拌海藻等。正如我在第46页中所说，食用顺序也很重要，所以吃饭的时候，一定要从以上这些菜品开始吃。

吃完富含膳食纤维的下酒菜，你就可以吃富含蛋白质的菜肴了，比如刺身和豆腐等。鱼类富含EPA和DHA，可以帮助人体减少血甘油三酯，但这些营养物质对热也很敏感。所以推荐大家吃刺身（生鱼片），这样就能摄入食物中所含的所有营养物质。

如果为了减肥而不吃任何下酒菜，直接开始喝酒，肝脏就会超负荷运转。所以还是要点一些含糖量低的下酒菜，按照正确的食用顺序来吃，并且要好好咀嚼。

## 这些是你应该选择的下酒菜

最适合做下酒菜的是富含膳食纤维和蛋白质的菜品，以及坚果类食品。许多人认为油炸食品对身体不好，但与含糖量高的马铃薯沙拉或炸薯条相比，炸鸡块却可以提供蛋白质，是一种不易使人发胖的下酒菜。

### 毛豆

含有丰富的蛋白质和膳食纤维。它还含有有助于提升肝功能的鸟氨酸和有助于调节血胆固醇水平的蛋氨酸。

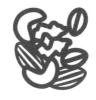

### 坚果类

它不仅含有膳食纤维和蛋白质，还含有维生素E、铁以及ω-3脂肪酸等有益健康的脂肪酸。我还推荐将其作为零食食用。

### 凉拌豆腐

其中含有的植物蛋白可以改善肝脏功能。烟酸等B族维生素也可促进酒精的分解。

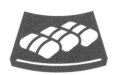

### 刺身

鱼类富含EPA和DHA等优质脂肪酸，可以多吃鲭鱼等鱼类。

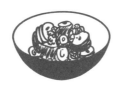

### 醋拌海藻

海藻富含可溶性膳食纤维。醋还有助于降低血甘油三酯水平，有助于清除多余的代谢物和胆固醇。

### 韩式泡菜和腌菜

发酵食品有助于调节肠道系统。建议最先吃它，以调整血甘油三酯和血胆固醇水平。

# 酒局最后的拉面最致命

是不是有不少人觉得"最后不吃一碗拉面，酒局就没有结束"？在酒局的最后吃一碗拉面，虽然是一种习惯，但是这会让你摄入过多的糖，所以是绝不可取的。同理，有些人在酒局的最后也爱吃一碗茶泡饭，这当然也是不行的。

拉面含有大量的糖。如果在深夜食用拉面，摄入的能量还没有被消耗，你就去睡觉了，这样能量就会累积在体内。拉面的盐分也很高，这可能会导致血压上升。在本来应该休息的时间段，肝脏和血管却都无法休息。

之所以喝酒之后想要吃拉面，是因为身体在分解酒精的过程中损失了大量水分和盐分。所以，你想吃拉面或者茶泡饭，是因为这两种食物可以补充水分和盐分。

所以，我推荐你最后喝一碗味噌汤来结束酒局。含花蛤和蚬的味噌汤非常不错，因为贝类中的牛磺酸有助于舒缓肝脏的疲劳。为了预防宿醉，你也可以吃些葱、蟹味菇等食物。

我还推荐你喝些绿茶，因为绿茶含有B族维生素和使其呈现苦涩口感的儿茶素。儿茶素是多酚的一种，它可以通过减缓糖的吸收而抑制血糖的上升，并阻止甘油三酯的合成。B族维生素有促进糖代谢的作用。

## 为什么喝酒之后会想要吃拉面

身体在分解酒精的过程中会损失水分和盐分。

为了补充损失的水分和盐分，身体会发出想要吃拉面等含盐食物的信号。

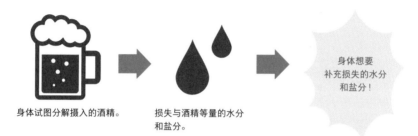

身体试图分解摄入的酒精。　　损失与酒精等量的水分和盐分。　　身体想要补充损失的水分和盐分！

## 拉面含有增加内脏脂肪的三大有害因素

吃拉面有三大有害因素：摄入过多糖、盐分，以及吃得过快。这些因素和酒相叠加，就会导致内脏脂肪的增加。应避免在酒局的最后吃拉面，以味噌汤或绿茶取而代之。

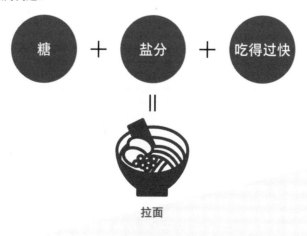

拉面

# 高酒精度罐装鸡尾烧酒使身体的负担变大

## 既易积累脂肪也对肝脏损伤甚大

高度系罐装鸡尾烧酒不仅含有较高度数的酒精，还有果汁般甜美的味道。一般来说，酒精含量在7%以上的酒被称为高度系酒。许多人喜欢喝这种酒，因为它度数高，很快就能让人感觉到醉，并且它很容易入口。但基于以下这两个原因，它被称为"危险饮品"。

第一个原因是，罐装鸡尾烧酒中不仅加入了柠檬汁、柚子汁等果汁（含果糖），还加入了玉米糖浆等甜味剂。它们都属于单糖，可在体内被迅速分解、吸收。所以，罐装鸡尾烧酒会导致血糖快速上升，是脂肪堆积的元凶。

第二个原因是，这种酒的酒精含量很高。我在第80页讲解了纯酒精含量的计算方法，按照这种方法来计算，如果你喝一罐500毫升酒精度数为9%的高度系罐装鸡尾烧酒，你就会摄取36克的纯酒精。一天中纯酒精摄入量的上限是40克，只要喝这一罐就会远远超过适量饮酒的理想值（20克）。如果把这罐酒换算为每杯30毫升的加冰威士忌，那就是3.5杯，这会让你的肝脏承受巨大压力。顺便一提，一罐500毫升酒精度数为12%的罐装鸡尾烧酒的纯酒精含量为48克。

## 高度系罐装鸡尾烧酒非常危险的原因

### ① 拥有与加冰威士忌相当的纯酒精量

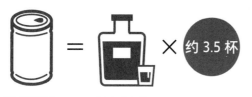

高度系罐装
鸡尾烧酒
（9%，500毫升）

加冰威士忌

约 3.5 杯

500毫升酒精度数为9%的高度系罐装鸡尾烧酒的纯酒精含量约为36克。换算为每杯30毫升的加冰威士忌，那就是3.5杯威士忌含有的酒精量。

### ② 甜甜的果糖是发胖的元凶

柠檬

柚子

酒的美味源自柠檬、柚子等含有的果糖，以及玉米糖浆等甜味剂，它们很容易被身体分解、吸收，从而使血糖快速上升，成为发胖的元凶。

### ③ 价格低廉，任何地方都能买到

超市

它的价格低廉，1罐350毫升的酒只需约150日元（约合人民币7.3元），而且可以在超市、便利店等店铺买到。在家囤一些，每晚小酌时喝一点，很容易使人上瘾，非常危险。

# 在家小酌的几点建议

## 不可以喝喝停停直到深夜

无论是参加"在线酒局"，还是享受晚间独酌，自己在家饮酒时一定要注意，不可喝喝停停、停停喝喝直到深夜。正如我在第48页所说，产生脂肪细胞的BMAL1蛋白在晚上10点到凌晨2点之间会增加。如果想抑制内脏脂肪的增加，就应该在这个时间段之前完成消化。所以应提前规定结束喝酒的时间，并且严格遵守。

另外，在家小酌时，也应尽可能使用小杯子。一口气喝掉大量的酒会加速酒精和糖的吸收。不要用易拉罐直接喝，也不要用大的玻璃杯，要养成用小杯子，一点一点喝酒的习惯。

准备下酒菜的时候，最好多用醋。正如我在第58页所说，醋不仅有减少内脏脂肪的作用，还有预防糖尿病、脂肪肝和高脂血症等疾病的效果，对健康有益。醋与任何食材的味道都相得益彰，所以你可以把它加在各种下酒菜里享用。可以把醋与酱油按1∶1的比例调和制成"两杯醋"，来制作鱼贝类料理或海藻腌菜；也可以把白味噌、辣椒加入醋味噌中制成调味酱，来制作凉拌菜或当作蔬菜沙拉酱使用。采用各种各样的吃法，你就不会感到厌烦。

## 在家小酌的四项原则

### ① 不要喝到很晚，必须在晚上10点前结束

BMAL1蛋白在晚上10点和凌晨2点之间会增加。早点开始饮酒，在晚上10点前完成消化过程是最为理想的。应提前决定结束喝酒的时间。

### ② 准备小容量的啤酒，将葡萄酒放至矿泉水瓶中保存

在买易拉罐装啤酒时，买一些小罐装的，可以避免一下喝得过多。葡萄酒开封后，把不喝的部分放至矿泉水瓶内，可以保存约一个星期。

### ③ 吃些用蘑菇和醋制作的下酒菜

蘑菇含有丰富的膳食纤维，热量很低，还有促进糖代谢的效果，是最适合作为下酒菜的食材。推荐家中常备醋味噌等以醋为基础的调味料或各类泡菜。

### ④ 饮用无醇酒类，乐享一半无醇，一半有醇

最近的无醇酒类商品，味道不逊真酒，在你享受美酒的同时还能减少酒精摄入量。喝的时候你可以用小杯子，慢慢品尝。

### 绝对不可以喝的"回笼酒"与"晚安酒"

　　有些人说在睡不着的时候喝酒可以帮助他们睡得更好，或者宿醉的时候再喝一杯回笼酒就能缓解宿醉，但这其实是很危险的。这可能导致你缺乏深度睡眠，无法缓解疲劳，以及在睡眠的后期阶段出现觉醒。在严重的情况下，它还可能导致睡眠呼吸暂停综合征。

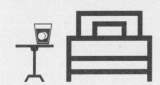

- ·难以进入深度睡眠
- ·无法缓解疲劳
- ·在睡眠途中醒来
- ·逐渐难以入睡

**还易导致睡眠呼吸暂停综合征！**

# 即使是"零糖"酒，
# 饮用过多也无法瘦下来

## 酒精本身是内脏脂肪形成的原因

近年来，为了应对日益增长的健康意识，各种饮料制造商纷纷推出声称"零糖"的酒精饮料。如果你认为喝这种酒就不会发胖，于是无所顾忌地大量饮用，就会非常危险。

《日本食品标识法》规定了如何标示商品中所含的营养成分，实际上只要糖低于一定的量，就可以标注为"零糖"。此外，有一些糖被排除在"糖"之外，所以即使商品中有这类糖，也会被当作"无糖"处理。

对于酒精饮料，除了注意含糖量之外，更有必要注意酒精本身的影响。酒精可以增加食欲，刺激促进内脏脂肪蓄积的激素分泌。而且还有研究表明，当酒精被肝脏分解时，甘油三酯的合成量与饮酒量成正比。

比起含糖量较大的酒，选择喝"零糖"酒可以降低发胖的可能性，但这并不意味着你就可以大量饮用"零糖"酒。正如第80页提到的，适量的酒可以成为良药，但是酒精本身也会使人发胖，所以即使是"零糖"的酒精饮料，也切记不可饮用过量。

## "零糖"的含义是什么?

"零糖"这个词给人以无糖的印象,但其实有些产品所指的"糖"是指某一种糖,所以必须注意"零糖"产品也有可能含有糖。

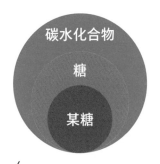

·有些产品所指的"糖"是指某一种糖

**"零糖"产品也有可能含有糖!**

## 含量不是零也可以标为"零"

对于糖的标示方法,如果是基于《日本食品标识法》中的食品标识标准来确定的话,只要每100克(每100毫升)食物中所含的糖的量低于0.5克,就可以被标为"零"。

**每100克(每100毫升)食物中的含量低于0.5克**

**‖**

**就可以使用"零"
或"无"来进行标示!**

# 酒精会分解肌肉吗

很多人都听过"酒精会分解肌肉"的传言，但在正常的饮用的情况下，酒精是不会分解肌肉的。

如果是在既不吃饭又不吃任何下酒菜，就喝掉1升烧酒的极端情况下，酒精确实会分解肌肉。这是因为这种饮酒方式可能导致身体缺乏营养，进而导致肌肉被分解。在平时的生活中，只要你一边吃饭，一边喝点小酒，那么酒精分解肌肉的风险就非常低。

比起饮酒，极端削减糖的摄入量并且同时进行过量的运动，更有可能引发肌肉被分解的情况。如果在没有摄入足够糖的情况下做剧烈运动，身体缺乏足够的能量，就会将肌肉分解，并将其作为能量来源。

为了减肥，增加肌肉量是必不可少的。如第80页所示，每天摄入不超过40克的酒精，就可以维持良好的健康状况。

只要牢记适量饮酒、适度运动的原则，少摄入一点糖，且摄入足够的蛋白质，就无须担心肌肉被分解，也就能够开开心心地享受美酒了。

## 适量饮酒就无须担心肌肉会被分解

肌肉被分解的原因是：当身体没有足够的营养物质时，它会分解肌肉中的蛋白质以提供能量。然而，只要你没有过分节食，在正常的饮用量下，酒精是不太可能导致肌肉分解的。

 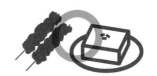

适度饮酒　　　　　吃过东西后再喝酒

## 危险不在于酒，在于糖摄入不足

比起酒精的摄入，过分限制糖的摄入更有可能导致肌肉被分解。在限制糖摄入的情况下过度运动，身体会分解肌肉中的蛋白质用于供能。

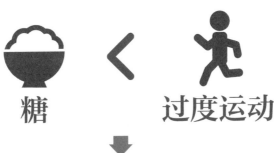

糖　＜　过度运动

没有足够的能量

**肌肉被分解！**

# 不仅能瘦身！绿茶的神奇能力

喝绿茶不仅可以帮助你减肥，而且绿茶中的成分还可以改善你的健康状况，用绿茶漱口可能还会有预防感染的效果。

### "随时饮用"更加有效

如果你觉得用茶壶泡茶很麻烦，喝瓶装绿茶也可以。无论是在外面还是在步行途中，都可以随身携带、随时饮用。推荐你在上午和下午各饮用500毫升，这样就能降低我们患感冒的风险，即使已经感冒了，也能减缓感冒的症状。

### 从"喝"到"吃"

茶叶富含儿茶素、茶氨酸、维生素C、维生素E、β-胡萝卜素以及膳食纤维。但在泡茶时，只有约30%的成分溶于热水，比起喝茶，吃掉整片茶叶能够摄入更丰富的有效成分。

### 用绿茶漱口可防止感染

绿茶具有抗病毒和抗菌的作用，用绿茶漱口比用水更加有效。漱口之后，直接把漱口水吞咽下去，就可以把漱口时冲洗不到的病毒也冲走。吞下去的病毒会被胃酸杀死，所以无须担心。

### 儿茶素可抑制血糖上升

绿茶中的儿茶素有助于减缓糖的吸收，从而抑制血糖的快速上升。日本静冈县立大学的一项研究报告指出，每天喝大约7杯绿茶可以降低血糖。

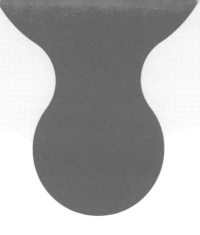

第 5 章

自然且持续地
减少内脏脂肪的
生活习惯

# 首先，让我们做个记录

## 发现饮食生活习惯中存在的问题

为了能够自然地减少内脏脂肪，重新审视并培养你整体的饮食生活习惯是非常重要的。其中包括你吃了什么、什么时候吃的和吃了多少。为了做到这一点，你需要先了解自己的习惯，所以我建议你从写"饮食日记"开始。

饮食日记就是用笔记本、日记本或智能手机记录下你每天吃的和喝的东西。你可以分别记录下早餐、午餐、晚餐和饮料这几项内容，以便日后回顾。用智能手机把吃的、喝的东西拍下来保存起来就很方便。一天中进食的时间会影响脂肪的增加方式，所以如果能把吃饭的时间也记录下来就更好了。

另外也请每天称一下体重，并将此记下来。改善饮食生活习惯会为减少内脏脂肪带来立竿见影的效果，也会使你更有动力。在一天中的不同时间称重，体重会有所不同，所以最好每天在同一时间称重，以对身体的变化有更准确的了解。

有些人认为自己吃得不多，但在用这种方式对自己的饮食生活习惯进行客观的观察后，也可能会发现一些之前容易忽略的问题，比如"总是一点一点地、不断地在吃零食""晚饭吃得太晚，饭后马上睡觉"等。

## 进行记录是减掉内脏脂肪的第一步

为了改善饮食生活习惯，首先你应该了解自己吃了什么。我推荐用智能手机把吃的东西随手拍下来。

**饮食日记的例子**

|  | 12月1日 | 12月2日 | 12月3日 |
|---|---|---|---|
| 早餐 | 吐司、咖啡 | 吐司、咖啡 | 牛角面包、火腿蛋 |
| 午餐 | 意大利肉酱面 | 咖喱饭 | 味噌拉面 |
| 晚餐 | 米饭、沙拉、盐烧三文鱼、凉拌豆腐 | 凯撒沙拉、炸鸡块、炸薯条、毛豆 | 米饭、炒菜、红烧肉 |
| 零食 | 2块巧克力 | 1块饼干 | 1块仙贝 |
| 饮料 | 无 | 1杯生啤酒，3杯苏打水威士忌 | 无 |
| 体重 | 62.5千克 | 63千克 | 62.8千克 |

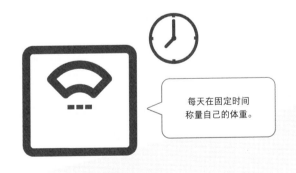

每天在固定时间称量自己的体重。

# 在体检前一周行动也有效

## 把体检作为重新审视生活习惯的契机

当体检临近，很多人都会想"要是早点努力就好了"吧。如果能在日常生活中控制糖的摄入并进行适当的运动，当然是最好的。然而，即使是在体检的前一周改变生活习惯，也能让你的体检数值得到改善。

在第22页"需要注意的体检数值"的部分中，血甘油三酯的数值受你前三天所吃食物的影响。因此，即使已经到了体检前一周，只要你注意控制饮食，比如控制糖的摄入，就可以改善体检数值。但如果你在体检前三天内摄入了过量的糖，那就会出现高于正常值的数值，需要引起重视。

此外，据研究表明，血压、胆固醇、谷丙转氨酶、谷草转氨酶和血清 γ - 谷氨酰转肽酶等数值会受到大约体检前一个月的饮食的影响，而糖化血红蛋白会受到大约体检前一个半月的饮食的影响。因此，最好至少提前一个月就改变生活方式，这样最为有效，但即使你提前一周改变，也能使情况逐步改善。

突然改变一直以来的生活方式可能很困难，但你可以试着从饮食和运动等易于改变的方面着手。首先，要以改善眼前的体检数值为目标，进行短期生活方式的改变；其次，要以改善下次体检数值为目标，将这些改变变成自己的习惯，这样才是最为理想的。

## 首先以体检为目标重新审视生活习惯

即使只有短短一周，只要你改变饮食等生活习惯，体检的数值也会产生变化。如果你从来没有机会改变你的生活方式，就以体检为目标，重新审视目前的生活方式吧。

| 检查项目 | 受多久以前吃过的食物影响 |
| --- | --- |
| 血糖 | 一小时前 |
| 甘油三酯 | 三天前 |
| 总胆固醇 (T-Cho) | |
| 低密度脂蛋白胆固醇 | |
| 高密度脂蛋白胆固醇 | |
| 血压 | |
| 谷丙转氨酶 | 一个月前 |
| 谷草转氨酶 | |
| 血清 γ - 谷氨酰转肽酶 | |
| 白蛋白 | |
| 糖化血红蛋白 | 一个半月前 |

> 血糖
> 在进食后就会上升，所以要在空腹时进行检查。

> 提前一个月改善生活习惯比较理想。

### 先吃蔬菜、蘑菇和海藻类

先吃富含膳食纤维、低能量的食物会使之后吃的食物的吸收更加平稳，脂肪更难积累。

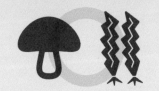

**膳食是健康的基础。**
**只要对你吃的东西和吃的方式**
**做一些小小的改变，**
**就有降低血甘油三酯和**
**血胆固醇水平的效果。**

### 只吃平时的九成

比平时少吃一成，以避免积累多余的脂肪。如果可能的话，应减少米饭等含糖量较高的食物的量。

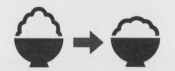

### 比平时多嚼10次

多嚼10次！

细嚼慢咽可以防止血糖上升过快。一定要有意识地比平时多咀嚼，带着品尝料理的心情去吃。

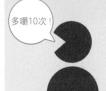

### 晚上10点以后不要吃东西

晚上10点到凌晨2点是一天中最容易发胖的时间段。此外，如果你在饭后立即上床睡觉，吃下去的食物得不到充分消化，就更有可能以脂肪形式蓄积起来。

### 避免糖和酒精的过量摄取

适量摄入糖和酒精是没有问题的，但是大部分人摄入过量。要在体检前一周，有意识地减少糖和酒精的摄入量。

## 体检前一周的日程 生活习惯篇

### 比平时多走30分钟

步行是一种很好的锻炼方式。上班多走15分钟，下班多走15分钟，仅仅通过增加30分钟的步行时间，你就可以稳定地减少内脏脂肪，改善体检数值。

**不需要去健身房或做其他任何剧烈的运动。只要对你的日常生活做一些简单的改变，比如多走一点路、睡个好觉，就能对你的健康产生正面影响。**

### 戒烟

吸烟会导致血管收缩并失去弹性。血管的状态变差，人就会变得难以瘦下来，还会增加患生活习惯病的风险。

### 不使用自动扶梯或直梯

没时间锻炼的人，请记住搭乘电车时尽量不要坐下，也尽量不要使用自动扶梯或直梯。

### 缓解压力

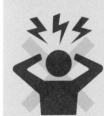

当你烦躁或紧张时，血糖会上升。找到适合自己的缓解压力的方法，不要让压力持续积累。

### 获得充足的睡眠

充足的睡眠将有助于稳定你的血压。激素分泌和新陈代谢是在睡觉时进行的，因此你要尽量保证7小时的良好睡眠。

# 男性坚持 2 个月，
# 女性坚持 3 个月后产生变化

## 不同类型的脂肪减掉的速度不同

人们常说"一个月就能瘦下来"，但是由于男性和女性容易长的脂肪类型不同，减肥的速度也不同。如第26页所说，男性中长内脏脂肪的人较多，而女性则更易长皮下脂肪。

由于内脏脂肪更容易燃烧，所以容易长内脏脂肪的男性会在减肥的头 2 个月内看到体形的变化。另一方面，皮下脂肪更难燃烧，因此更难减掉，所以女性往往需要 3 个月的时间才能看到体重和体形的变化。

此外，女性在更年期以后，雌激素减少，体质发生变化，变得更容易长内脏脂肪。正如前文所说，内脏脂肪比皮下脂肪更易导致生活习惯病。50 岁之后发福，有可能是内脏脂肪增加所导致的，需要重视。

虽然男女各有不同的脂肪增加倾向，但这条规律并不一定符合所有人的情况。你可以到医院进行检查，进一步了解自己脂肪的类型。正如我将在第108页详细解释的那样，要避免快速减肥，建议大家以适合自己的方式慢慢降低体重。

## 肥胖类型的男女比例

将内脏脂肪型与皮下脂肪型进行比较，可以看出约九成男性是内脏脂肪型肥胖。女性中皮下脂肪型肥胖更加普遍，而50岁之后伴随雌激素的减少，内脏脂肪型肥胖的人数也在增加。

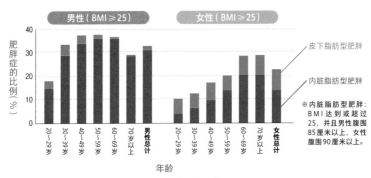

注：以上资料参考自日本厚生劳动省《平成30年（2018年）国民健康、营养调查》。

## 减肥期间内脏脂肪和皮下脂肪的变化

研究表明，内脏脂肪量从减肥早期开始下降，但皮下脂肪很难减掉。这表明，一般来说，男性更容易减肥，而女性更难减肥。

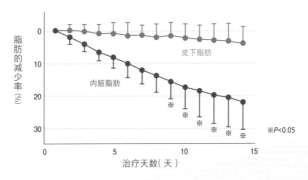

**参考资料：** LI Y, BUJO H, TAKAHASHI K, et al. Visceral fat: higher responsiveness of fat mass and gene expression to calorie restriction than subcutaneous.fat[J]. Exp Biol Med. 228, 1118–1123.

# 每月减重 500 克最为理想

## 快速减肥会适得其反

有些人在被诊断出内脏脂肪量高后，试图迅速减肥，但这其实是不行的。

通过大幅减少糖的摄入，在一个月内减掉 3 千克甚至 4 千克的体重，不仅会导致身体不适，还有可能造成反弹，使体重增加。

正如第 42 页提到的，大幅限制糖的摄入，会导致肝脏内蓄积的甘油三酯不足，当身体有了危机感，就会试图将甘油三酯从身体各部位送往肝脏。这不仅增加了你罹患营养不良性脂肪肝（快速减肥性脂肪肝）——甘油三酯全部集中在肝脏——的风险，而且从长远来看，会更容易长脂肪，体重增加的可能性也会提高。所以，这不仅是容易积累甘油三酯的男性需要注意的，也是容易采取极端手段进行减肥的女性要特别注意的。如果你节食了一段时间，瘦了下来，肚子却仍然突出，那么你很可能是患上了脂肪肝。

如第 36 页所说，我建议你减少约 15% 的糖摄入。如果你按该比例减少糖的摄入量，就几乎没有引发快速减肥性脂肪肝的风险。吃米饭时，只需要少吃一口，你就能通过一点点努力自然、持续地减肥。如果每天减少摄入约 15% 的碳水化合物，你可以在一个月内减少 500 克的体重。为了拥有健康而且苗条的身材，请遵循缓慢并且稳定的减肥方案。

## 即使少吃一点点糖也能让你不停减重

仅仅减少饮食中约15%的糖，你就可以每月减少约500克的体重。如果你过度节食，不仅过程痛苦，减肥效果也不会持久。让我们以一边享受美食，一边健康地减肥为目标吧！

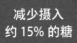 **＝**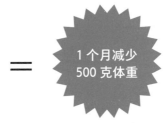

减少摄入约15%的糖 ＝ 1个月减少500克体重

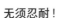 **只需在饮食上下一点点功夫，就可以减少内脏脂肪！**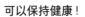

## 渐进式减肥的好处

无须担心反弹的问题！

无须忍耐！

可以保持健康！

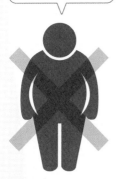

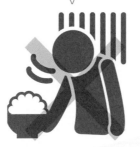

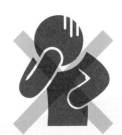

# 只做深蹲运动就够了

早晚各 5 组，总共做 10 组就能感受到效果

为了减少内脏脂肪，增加肌肉量也很重要，因为肌肉会消耗糖和脂肪。肌肉越多，基础代谢量就越高，也就更容易瘦下来。

收益最高的是锻炼大腿和臀部这些有大块肌肉的部位。越锻炼大块肌肉，它们燃烧的能量就越多，可以吸收的葡萄糖也就越多。

我推荐大家做慢速深蹲，它可以锻炼股四头肌、腘绳肌和臀大肌等大块肌肉。

这个动作非常简单。首先请你挺直背部，呈直立状态，双臂在胸前交叉，或者也可以把双手伸向前方，选择最适合自己活动的姿势即可。之后请你在 5 秒钟内一边呼气一边屈膝下蹲，使臀部略微向后突出，做动作时要注意膝盖不要超过脚尖。等你下蹲至大腿与地面平行后，再用 5 秒钟的时间吸气并缓慢起立。以上是一组动作。起立时膝盖不要完全伸直，接着做下一组动作。

你可以早晚各做 5 组，每天做 2 次。如果你用正确的方式进行锻炼，并且有意识地感受肌肉负荷力量的位置，那应该很快就能感受到效果。

## 深蹲锻炼的肌肉

大块肌肉集中在我们的下半身。深蹲动作能让下半身得到很好的锻炼，能够有效地增加肌肉量。做这个动作不需要特殊设备，可以随时随地进行。

### 臀大肌

它是人体最大的单块肌肉，是构成臀部的肌肉。它参与站立、就座等动作，是最容易堆积脂肪的肌肉之一。

### 股四头肌

它是构成大腿的四块肌肉（股直肌、股外侧肌、股中间肌和股内侧肌）的总称。它是人体内体积最大的肌肉。

### 腘绳肌

它位于大腿后侧，是半膜肌、半腱肌和股二头肌的总称。它参与屈膝和向后摆腿等动作。

### 小腿肌肉

它由腓肠肌和比目鱼肌等组成，是在跑步和跳跃时会使用到的肌肉。比目鱼肌特别容易出现脂肪堆积。

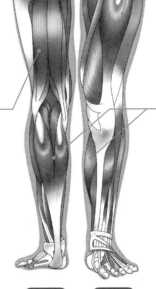

后　　前

## 燃烧内脏脂肪的慢速深蹲

无须做剧烈的运动来减少内脏脂肪，慢速深蹲就非常有效，因为这项练习可以锻炼集中了大块肌肉的下半身。

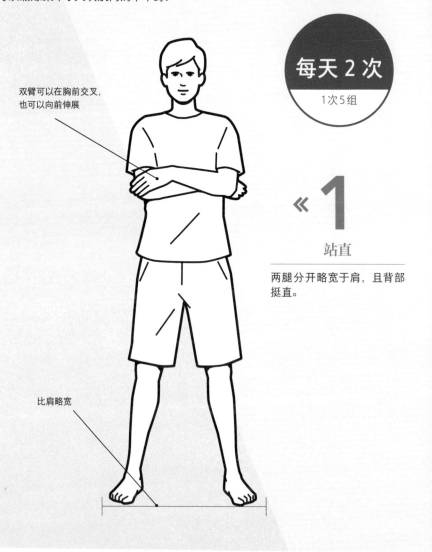

双臂可以在胸前交叉，也可以向前伸展

比肩略宽

**每天 2 次**

1次 5组

**《1**

站直

两腿分开略宽于肩，且背部挺直。

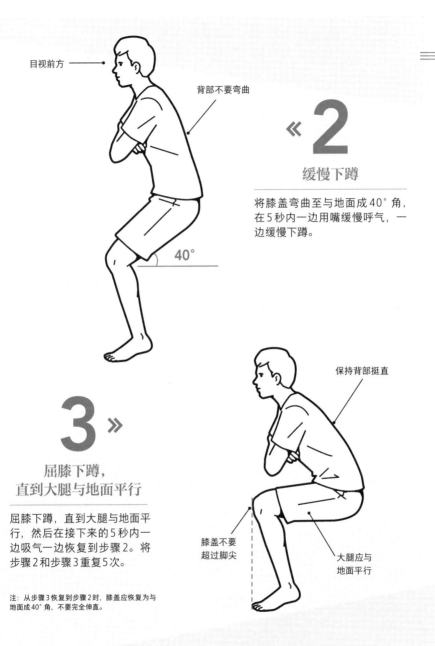

目视前方

背部不要弯曲

40°

**《2**

**缓慢下蹲**

将膝盖弯曲至与地面成40°角，在5秒内一边用嘴缓慢呼气，一边缓慢下蹲。

**3》**

**屈膝下蹲，直到大腿与地面平行**

屈膝下蹲，直到大腿与地面平行，然后在接下来的5秒内一边吸气一边恢复到步骤2。将步骤2和步骤3重复5次。

注：从步骤3恢复到步骤2时，膝盖应恢复为与地面成40°角，不要完全伸直。

保持背部挺直

膝盖不要超过脚尖

大腿应与地面平行

# 压力是内脏脂肪之源

## 抑制食欲的激素会减少

当我们处于压力之下时，位于肾脏附近的肾上腺会分泌一种叫作"皮质醇"的激素来对抗压力。这种激素通常也被称为"压力激素"，你的压力越大，其分泌量也就越多。

皮质醇的分泌量增加，抑制食欲的激素"瘦素"就会相应减少。食欲得不到控制，食量就会增加，从而导致血糖上升，脂肪更易堆积。

另外，人体也会分泌肾上腺素和胰高血糖素来对抗压力，导致血糖上升。结果就是脂肪容易先在腹部周围积累。

压力积累过多不仅更容易使内脏脂肪增加，还会增加神经系统疾病的发病风险。我们难以完全消除压力，所以巧妙地控制和减少压力就非常重要。可以让身体动起来，让自己投入到一种兴趣爱好中，或者听听喜欢的音乐来放松身心。总之，你需要找到一种适合自己的缓解压力的方法。

顺便说一下，肾上腺素是抵御压力时不可或缺的一员，而维生素C则是合成肾上腺素的必要成分。要尽可能多地食用富含维生素C且含糖量低的食物，如卷心菜、西蓝花和番茄。

## 压力会使人发胖

压力不仅会导致精神疾病，还会使你变得更易发胖。控制压力对你的健康很重要，对减肥也很重要。

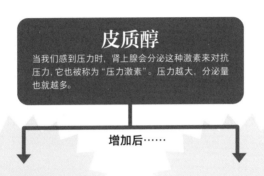

### 皮质醇

当我们感到压力时，肾上腺会分泌这种激素来对抗压力，它也被称为"压力激素"。压力越大，分泌量也就越多。

**增加后……**

#### 你会吃得更多！

瘦素是一种帮助抑制食欲的激素，瘦素的分泌量减少时，食欲无法得到控制，食量就会增加。

#### 你会更易储存脂肪！

血糖上升，使你变得更易储存脂肪。特别是腹部周围会变得更容易堆积脂肪。

---

**心理迹象**

- · 不安和紧张加剧
- · 因为一点小事而受惊
- · 感到郁闷
- · 没有动力
- · 逃避社交

**生理迹象**

- · 肩部僵硬、腰痛、头痛等
- · 难以入睡
- · 食欲不振或暴饮暴食
- · 容易腹泻和便秘
- · 眩晕或耳鸣

注：以上资料参考自日本厚生劳动省"心灵也需保养—青年心理健康网站"。

# 一枕好梦解千愁

## 睡眠不足会增加食欲

睡眠不足会减少瘦素（一种抑制食欲的激素）的分泌量，并增加饥饿素（一种增加食欲的激素）的分泌量。此外，人们发现长期失眠的人会分泌过量的糖皮质激素，这种激素会导致血糖上升。所有这些都表明，睡眠对防止内脏脂肪的增加非常重要。

此外，睡眠时释放的激素还能修复受损的血管，防止动脉硬化。在睡眠期间，肝脏的代谢活动和解毒作用会受到抑制，肝脏的元气会得以恢复，肝功能也能得到改善。相反，睡眠不足会导致代谢物在血液中堆积，引起激素分泌和代谢异常，进而导致高脂血症、糖尿病等。

但要注意，睡眠时间过长会导致自主神经功能和激素分泌紊乱。虽说成人的理想睡眠时间是 7 小时，但重要的不是睡眠时间的长短，而是睡眠的质量。

获得良好睡眠的关键是确保每天在同一时间睡觉和起床。此外，还要保证你的卧室是黑暗和安静的。早起后晒晒太阳，让清晨的阳光唤醒沉睡的身体。另外非常重要的一点是，要在入睡前 1~2 小时，关掉电视、电脑和智能手机。蓝光——特别是来自智能手机的蓝光，会抑制促进睡眠的激素。

## 睡眠质量差会使人发胖

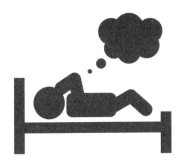

睡眠不足会导致代谢物在血液中堆积，这可能引起新陈代谢和激素分泌异常，进而导致高脂血症和糖尿病。另外，睡眠时间过长会导致自主神经系统和激素分泌紊乱，所以优质、适度的睡眠是非常重要的。

## 优质睡眠的小窍门

睡眠的质量比时长更重要。优质睡眠不仅能促进激素的正常分泌，也能让肝脏恢复元气，提高新陈代谢水平。

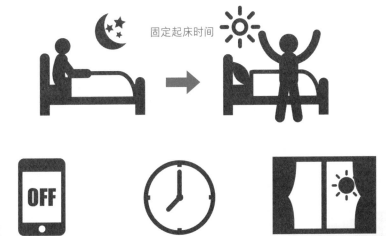

固定起床时间

睡前1~2小时
关闭智能手机、电视等

晚上10~12点上床睡觉

起床之后晒晒太阳

117

# 结束语

读到这里，你感觉怎么样？能够做出改变，并坚持下去吗？

在这里我们总结一下减少内脏脂肪的原则，也顺便复习一下。

首先，要控制糖的摄入。不是要控制热量，而是要控制糖的摄入量。"少吃一点"就OK！你没有必要过多地减少糖的摄入量，只需要在目前摄入量的基础上减少约15%的糖，然后再增加15%的蛋白质。蛋白质很重要，它是形成肌肉的原材料。

其次，要细嚼慢咽。细嚼慢咽能让糖的吸收更加平稳，防止血糖迅速上升，当血糖迅速上升时，胰腺会分泌大量的胰岛素，多余的胰岛素会把糖转化为甘油三酯。所以，每口食物要力求咀嚼30次，以达到细嚼慢咽的目标。实际上，细嚼慢咽是击退内脏脂肪的捷径，所以请一定要做到。

如今，日本的医疗保健正处于一个巨大的转折点。多年来，医疗一直是被动的，我们只在生病之后才进行治疗，然而"防患于未然"的预防医疗时代已经揭开帷幕。也就是说，我们生活在一个要对自己的健康进行自我管理的时代。

人们总说"人只有到了生病的时候，才会理解健康的珍贵"，然而如果生病了，那就为时已晚了。健康是任何东西都不可替代的个人资本。

如果你能通过本书学到一些减少内脏脂肪的方法，我不胜欣喜。

东京日本桥栗原诊所院长　**栗原毅**

NEMURENAKUNARUHODO OMOSHIROI NAIZOSHIBO NO HANASHI
Supervised by Takeshi Kurihara
Copyright © 2021 NIHONBUNGEISHA
All rights reserved.
Original Japanese edition published by NIHONBUNGEISHA Co., Ltd.

This Simplified Chinese language edition is published by arrangement with
NIHONBUNGEISHA Co., Ltd., Tokyo in care of Tuttle-Mori Agency, Inc., Tokyo
本书中文简体版权归属于银杏树下（上海）图书责任有限公司。

浙江省版权局图字：11-2023-364

**图书在版编目（CIP）数据**

半糖生活：我想和你谈谈内脏脂肪 /（日）栗原毅
著；肖航译 . — 杭州：浙江科学技术出版社，2024.5
ISBN 978-7-5739-0936-7

Ⅰ . ①半… Ⅱ . ①栗… ②肖… Ⅲ . ①脂肪肝—防治
—普及读物 Ⅳ . ① R575.5-49

中国国家版本馆 CIP 数据核字 (2023) 第 243325 号

| 书　　名 | 半糖生活：我想和你谈谈内脏脂肪 | | |
| 著　　者 | [ 日 ] 栗原毅 | | |
| 译　　者 | 肖　航 | | |

| 出版发行 | 浙江科学技术出版社 | | |
| | 杭州市体育场路 347 号 | 邮政编码： | 310006 |
| | 办公室电话：0571-85176593 | 销售部电话： | 0571-85062597 |
| | E-mail: zkpress@zkpress.com | | |
| 印　　刷 | 河北中科印刷科技发展有限公司 | | |

| 开　　本 | 889 mm × 1194 mm　1/32 | 印　张 | 4 |
| 字　　数 | 94 千字 | | |
| 版　　次 | 2024 年 5 月第 1 版 | 印　次 | 2024 年 5 月第 1 次印刷 |
| 书　　号 | ISBN 978-7-5739-0936-7 | 定　价 | 39.80 元 |

| 责任编辑 | 唐　玲　陈淑阳 | 责任校对 | 赵　艳 |
| 责任美编 | 金　晖 | 责任印务 | 吕　琰 |
| 文字编辑 | 刘映雪 | | |

后浪出版咨询 (北京) 有限责任公司
投诉信箱：editor@hinabook.com　fawu@hinabook.com
未经书面许可，不得以任何方式转载、复制、翻印本书部分或全部内容
本书若有印、装质量问题，请与本公司联系调换，电话 010-64072833